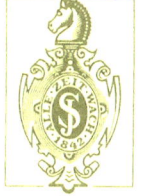

Horst Baier (Hrsg.)

Arzneimittel im sozialen Wandel

Mit 23 Abbildungen

Springer-Verlag
Berlin Heidelberg New York
London Paris Tokyo

Professor Dr. med. Horst Baier
Lehrstuhl für Soziologie
Sozialwissenschaftliche Fakultät
Universität Konstanz
Am Gießberg
7750 Konstanz

CIP-Titelaufnahme der Deutschen Bibliothek
Arzneimittel im sozialen Wandel / Horst Baier (Hrsg.). – Berlin; Heidelberg; New York; London;
Paris; Tokyo: Springer, 1988
ISBN-13: 978-3-540-19391-3   e-ISBN-13: 978-3-642-73787-9
DOI: 10.1007/978-3-642-73787-9
NE: Baier, Horst [Hrsg.]

Dieses Werk ist urheberrechtlich geschützt. Die dadurch begründeten Rechte, insbesondere die der Übersetzung, des Nachdrucks, des Vortrags, der Entnahme von Abbildungen und Tabellen, der Funksendung, der Mikroverfilmung oder der Vervielfältigung auf anderen Wegen und der Speicherung in Datenverarbeitungsanlagen, bleiben, auch bei nur auszugsweiser Verwertung, vorbehalten. Eine Vervielfältigung dieses Werkes oder von Teilen dieses Werkes ist auch im Einzelfall nur in den Grenzen der gesetzlichen Bestimmungen des Urheberrechtsgesetzes der Bundesrepublik Deutschland vom 9. September 1965 in der Fassung vom 24. Juni 1985 zulässig. Sie ist grundsätzlich vergütungspflichtig. Zuwiderhandlungen unterliegen den Strafbestimmungen des Urheberrechtsgesetzes.

© Springer-Verlag Berlin Heidelberg 1988

Die Wiedergabe von Gebrauchsnamen, Handelsnamen, Warenbezeichnungen usw. in diesem Werk berechtigt auch ohne besondere Kennzeichnung nicht zu der Annahme, daß solche Namen im Sinne der Warenzeichen- und Markenschutz-Gesetzgebung als frei zu betrachten wären und daher von jedermann benutzt werden dürften.

Produkthaftung: Für Angaben über Dosierungsanweisungen und Applikationsformen kann vom Verlag keine Gewähr übernommen werden. Derartige Angaben müssen vom jeweiligen Anwender im Einzelfall anhand anderer Literaturstellen auf ihre Richtigkeit überprüft werden.

Vorwort

Das Arzneimittel verlangt vielfältige Kennerschaft. Der Pharmakologe forscht nach seiner Wirksamkeit, der Pharmazeut kümmert sich um Darreichung und Bekömmlichkeit. Der Pharmaökonom entschlüsselt Kosten-Nutzen-Relationen, und der Pharmajurist definiert Arzneimittelsicherheit. Der Manager in der Pharmaindustrie richtet sein Augenmerk auf Umsatz und Gewinn, die Vorstände in gesetzlichen und privaten Krankenkassen auf Kostenanteile in den Versicherungsbudgets. Und der Arzt in der freien Praxis, im Krankenhaus und in der Forschung hält sich schließlich an den therapeutischen und diagnostischen Erfolg.

Beiseite bleiben zu oft Verhalten, Einstellung und Beurteilung des Arzneimittelverbrauchers selbst, zumal sich Stellung und Verständnis des Medikaments unter dem Einfluß neuer sozialer Bewegungen und im Zuge sozialstaatlicher Entwicklungen rasch wandeln. Der Blick auf das Arzneimittel seitens des Käufers und Konsumenten, also einmal nicht im Blickwinkel des Erzeugers und Vermittlers, diese Perspektive steht gewiß den Sozialwissenschaften, vorneweg der Soziologie und Demoskopie, gut an. Verhaltens- und Meinungsforschung machen gleichsam die soziale Dimension des Arzneimittels sichtbar; seinem biochemischen und galenischen, seinem Wirtschafts-, Rechts- und Verwaltungsaspekt tritt ein Sozialaspekt hinzu. Die langwierige Debatte um Compliance und Coping, also um Verläßlichkeit und Verhaltenssicherheit bei der Pharmatherapie, zeigt das Erfordernis sehr klar, künftig die Sozialwissenschaftler mehr zu Rate zu ziehen.

Keineswegs eröffnen wir mit diesem Buch die sozialwissenschaftliche Diskussion des Themas „Arzneimittel": Romuald Schicke hat schon vor 10 Jahren – nach Vergleichen mit den USA und europäischen Ländern – eine „Sozialpharmakologie" vorgelegt. Dietrich Nord hat frühzeitig mit den Mitteln der soziologischen Systemtheorie die Voraussetzungen und Steuerungen des Arzneimittelkonsums erforscht. Und Christian v. Ferber hat schon lange Selbstmedikation als Alternative der Laienmedizin gegenüber der professionellen Therapie empirisch entdeckt. Gleichwohl scheint gegenwärtig ein neuer Anstoß nötig. Es bestünde sonst die Gefahr, das Arzneimittel nur noch mit Blick auf Forschungslabor und Vertriebskontor, auf Arztverschreibung und Krankenkassenbudget zu sehen. Vielleicht ist es manchem zu simpel: Aber das Arzneimittel ist auch Gegenstand für diejenigen, die es wünschen und beurteilen, es kaufen und einnehmen. Es ist eben auch ein Konsumgut für Verbraucher.

Dankbar bin ich dem Kollegen Frank E. Münnich, daß er als Hauptgeschäftsführer der Medizinisch Pharmazeutischen Studiengesellschaft und als sachkundiger Gesundheitsökonom einen solchen Anstoß sofort aufgegriffen hat. Gastfreundlich hat er im Mai 1987 Soziologen und Demoskopen, Pharmakologen und Pharmazeuten, Manager und „Praktiker" der Pharmaindustrie zu einem Symposium nach Mainz eingeladen. Hiermit werden nun die damals referierten und diskutierten Beiträge der Öffentlichkeit vorgelegt. Möge unser Buch zum Thema „Arzneimittel im sozialen Wandel" Zu- oder Widerspruch einbringen – der Schärfung des sozialwissenschaftlichen und sozialpolitischen Urteils könnte es allemal dienen.

Konstanz, Herbst 1988   Horst Baier

Inhaltsverzeichnis

Zur Einführung in das Thema
F. E. Münnich 1

Das Arzneimittel in der öffentlichen Meinung: Gibt es eine
„Nachredespirale"?
A. M. Deisenberg 5

Abschied vom Experten. Wandel der Einstellung gegenüber
Arzneimitteln – eine demoskopische Betrachtung
E. Piel 17

Zielgruppe Arzt: Bericht aus der Praxis der Pharmaberater
K.-R. Erbe 35

Soziale Differenzierung im Arzneimittelverbrauch:
Über die Wechselwirkung von Präventionsverhalten und
Arzneimitteleinnahme
U. Härtel (mit 1 Abbildung) 51

Das Arzneimittel in der sozialen Kommunikation zwischen
Arzt, Apotheker und Verbraucher
H. Baier 63

Selbst hilft sich der Mann/die Frau: Tendenzen
zur Selbstmedikation
H. J. Winckelmann (mit 13 Abbildungen) 77

Alternativen zur Medikalisierung psychischer
und sozialer Probleme
B. Badura (mit 7 Abbildungen) 101

Der Wechsel vom naturwissenschaftlichen zum sozialen
Paradigma des Arzneimittels:
Was heißt soziales Pharmamarketing?
M. Wolff (mit 2 Abbildungen) 113

Diskussionsbeitrag G. Büchler 129

Mitarbeiterverzeichnis

Die Anschriften sind jeweils bei Beitragsbeginn angegeben

Badura, B. 101	Härtel, U. 51
Baier, H. 63	Münnich, F.E. 1
Büchler, G. 129	Piel, E. 17
Deisenberg, A.M. 5	Winckelmann, H.J. 77
Erbe, K.-R. 35	Wolff, M. 113

Zur Einführung in das Thema

F. E. Münnich[1]

Man findet die Diskussion darüber überall in den Medien, in privaten Zirkeln, in wissenschaftlichen Kreisen und natürlich auch in der Politik und der Politikberatung. Es gibt außerordentlich viele Indizien dafür: angefangen davon, daß in den Buchhandlungen eine Kategorie Esoterik wieder groß geworden ist, daß es Bücher über New Witches gibt bis hin zu den politischen Erscheinungen, die in der letzten Zeit unsere Wahlen beeinflußt haben. Natürlich ist das auch für den Bereich des Gesundheitswesens und der Medien von Bedeutung.

Von Akupunktur bis Zelltherapie, von Biorhythmik bis Astromedizin, die Sehnsucht nach alternativen oder sanften Formen der Heilbehandlung wächst. Enttäuscht von der Apparatemedizin, verschreckt durch immer neue Pillenskandale suchen immer mehr Patienten und ihre mehr oder weniger selbsternannten Berater Heil bei natürlichen Mitteln und Methoden. Diese Überschrift eines Artikels in einem Wochenmagazin ist nur ein Beispiel von vielen, wie sie gegenwärtig in der Öffentlichkeit erscheinen.

Noch bis zum Ende des letzten Jahrhunderts gehörte Krankheit als untrennbarer Bestandteil zum Leben und wurde sogar als Quelle für Kreativität und intellektuelle Leistung gedeutet, wie Schipperges am Beispiel Nietzsches zeigt. Krankheit zerstörte zwar Leben; sie erforderte aber und bewirkte eine persönliche Auseinandersetzung und verhalf vielfach zu einer bewußten Existenz. Die Menschen waren dem Krankheitsgeschehen hilflos ausgeliefert; sie konnten ihm über die persönliche Auseinandersetzung hinaus wenig entgegensetzen. Doch war gerade diese Auseinandersetzung integraler Bestandteil der geistig-seelischen Existenz.

Der moderne Medizinbetrieb hat etwa seit Mitte des letzten Jahrzehnts zu einem grundlegenden Einstellungswandel zu Krankheit und Gesundheit geführt. Diesen Eindruck hat man zumindest als Beteiligter in diesem System. Es ist eine der Aufgaben dieses Symposiums, darzulegen und zu analysieren, ob er sich etwa als ein Vorurteil entpuppt.

Krankheit wird heute, so geht dieses eventuelle Vorurteil, nicht mehr als ein schicksalhafter Zustand erlebt, der untrennbar mit dem Leben verknüpft ist. Medizintechnik und die Erfahrungen mit einer modernen Diagnostik und Therapie haben dazu geführt, daß viele Krankheiten keine unausweichliche Bedrohung mehr darstellen. Vielmehr wird Krankheit als ein technischer Defekt

---

[1] Medizinisch Pharmazeutische Studiengesellschaft e.V., Dreizehnmorgenweg 44, 5300 Bonn 2

im Organismus erlebt, der durch medizinische Maßnahmen oder die Behandlung mit Arzneimitteln behoben werden kann. Ist der Defekt gefunden, muß nur nach Mitteln und Wegen gesucht werden, um Gesundheit mit einer Art Reparatur wiederherzustellen.

Diesem Empfinden entspricht der theoretische Stand. Bakterielle und virale Infektionskrankheiten wie Scharlach, Diphtherie, Pocken und Tbc, Seuchen, die vor der Synthetisierung der Sulfonamide und der Reihendarstellung der Antibiotika ihre Myriaden Opfer gefunden haben, sind durch Impfungen und Chemotherapie beherrschbar geworden. Die Endokrinologie hat zu bedeutenden Erfolgen der Arzneimitteltherapie geführt. Ich möchte nur auf das Insulin hinweisen, das, nachdem seine Bedeutung für die Körperfunktionen entdeckt worden war, die Behandlung des Diabetes bei Jugendlichen ermöglicht hat, einer Krankheit, die bis dahin sicher zum Tode führte.

Die Reihe der Fortschritte der medizinischen Forschung könnte beliebig fortgesetzt werden. Gemeinsam ist diesen Erfolgen, daß sie zunehmend den Erkenntnissen der Zell- und Molekularbiologie zu verdanken sind. Mit dem Wissen um die Zelle als elementaren Baustein des Körpers entwickelte sich die Vorstellung, daß Krankheiten grundsätzlich auf Fehlfunktionen im molekularen Bereich beruhen. Auf diesen Erkenntnissen beruht die Vorstellung, daß eine Krankheit ihre Entsprechung in einem anatomisch-morphologischen Substrat finde. Man ging lange Zeit davon aus, daß mit der Entdeckung des physiopathologischen Mechanismus auch die Grundlage zur Entwicklung eines Medikaments gegeben sei, das diese Störung normalisieren und damit Krankheiten lindern oder heilen könne.

Die Medizin hat im Laufe ihrer Geschichte eine feste Einbindung in die Biologie gefunden. Nachdem dieses sogenannte mechanische Denken nicht nur in anderen Naturwissenschaften, sondern auch in der Biologie fest verankert ist, ist es auch richtungsweisend für die Medizin. Es prägt die Vorstellungen von Arzt und Patient über Krankheit und Gesundheit. Der menschliche Körper wird zu einer Art Maschine, die man nach den Funktionen ihrer Teile analysieren kann. Krankheit gilt als Fehlfunktion biologischer Mechanismen, die aus der Sicht der Zell- und Molekularbiologie untersucht werden. Unter dieser Voraussetzung wird das Verständnis von Krankheit auf eine reparierbare Funktionsstörung reduziert. Dem Arzt kommt die Aufgabe zu, über chemische und physikalische Eingriffe die Funktionen zu normalisieren. Wissenschaftliches Selbstverständnis und Empfinden des Patienten gehen hier offenbar Hand in Hand.

Aus den Erfahrungen der therapeutischen Erfolge von einer Reihe früher lebensbedrohlicher Erkrankungen sind sich sowohl Patienten als auch Ärzte der Möglichkeiten einer erfolgreichen Bekämpfung bewußt und übertragen diese Erwartung generalisierend auf jedes Krankheitsgeschehen. Krankheit und auch Sterben werden mit einem Gefühl des Mißerfolgs und des Versagens verknüpft, das man sich nicht vor Augen führen möchte.

Insbesondere das Sterben ist an den Rand des gesellschaftlichen Bewußtseins gerückt. Sterben findet heute außerhalb unseres alltäglichen Lebens statt. Das gilt gleichermaßen für die Katastrophe, deren exzeptioneller Charakter allenfalls Sensationslüsternheit hervorruft und befriedigt – und nur in Einzelfällen auch Betroffenheit. Es gilt aber auch für das stille Sterben jedes einzelnen. Das Thema Tod hat eine vollständige Tabuisierung erfahren. Erst seit wenigen Jahren deutet sich eine Umkehr an, entwickelt sich ein neues Verständnis, wieder mit dem Sterbenden über den bevorstehenden Tod zu sprechen.

Nicht allein die Fortschritte in der Medizin, sondern auch die Entwicklung der Technik auf anderen Gebieten haben ein Vertrauen suggeriert, daß alles „machbar" sei. Die Erfolge der medizinischen und pharmazeutischen Forschung haben zu Erwartungen an die Leistungen des Gesundheitssystems geführt, die nicht voll erfüllbar sind. Die Menschen reagieren mit Irritationen, wenn sie diese Unerfüllbarkeit schmerzlich erfahren, wenn die Schulmedizin versagt und Krankheiten nicht geheilt werden können. Vor dieser Situation stehen wir heute v. a. bei chronischen Erkrankungen, die das Krankheitsspektrum der heutigen Zeit bestimmen. Aber auch Katastrophen wie seinerzeit „Contergan" oder heute „Aids" oder außerhalb des Gesundheitswesens „Tschernobyl" stürzen die Menschen in eine Krise des Vertrauens in eine vordergründig optimale Medizin. Katastrophen dieser Art machen aber auch deutlich, daß aus der generellen Bedrohung nicht herauszukommen ist.

Der vorherrschende Glaube an das Machbare läßt vergessen, daß Störungen nie auszuschließen sind. Enttäuschungen über nicht erwartete und nicht vorhersehbare Ereignisse führen zu irrationalen Ängsten. Gerade die Irrationalität der Ängste provoziert einen Rückfall auf archaische Daseinsdeutungsmuster, die einer früheren Evolutionsphase der Entwicklung des menschlichen Eigenbewußtseins zuzurechnen sind. Für die Arzneimitteltherapie bedeutet das, daß Nebenwirkungen nicht in das Denkmodell passen. Sehr schnell werden heute Risiken eines Arzneimittels stärker bewertet als seine Heilwirkungen. Sie stehen, wie man auch aus den Darlegungen Heilmanns erkennt, ganz einseitig im Vordergrund. Man verschließt sich einer rationalen Abwägung von therapeutischem Nutzen und Risiko.

Die von Wissenschaftlern getroffene Einschätzung, ob ein Arzneimittel einen größeren therapeutischen Erfolg als Schaden bewirkt, und die von rational Denkenden getroffenen Abwägungen zwischen Risiko und Gefahren werden heute in der Öffentlichkeit nicht mehr akzeptiert. Das Vertrauen in die Wissenschaft ist gebrochen. Wissenschaftliche Ergebnisse werden von der Öffentlichkeit neu bewertet, ihr stehen jedoch keine Maßstäbe für eine rationale Einordnung zur Verfügung. So ist es nicht verwunderlich, daß mit Unsicherheiten und Ängsten reagiert wird, die sich einer rationalen Bewältigung entziehen.

Wir müssen uns fragen: Handelt es sich bei all diesen aufgezählten Überlegungen, Erscheinungen und Deutungen um singuläre Erscheinungen sowohl zeitlich wie auch im Gesamtkontext; handelt es sich um singuläre Erscheinungen im Vergleich zu anderen Existenzbereichen, die den antiaufklärerischen Irrationalismen weniger ausgesetzt sind oder strahlen nicht vielleicht umgekehrt solche Bereiche wie das Gesundheitswesen – der Arzneimittelbereich im besonderen – Infektionsherden gleich auf andere Erkenntnisbereiche aus und führen dort zu einer ähnlichen Dominanz von Skeptizismen? Stehen wir vor einer neuen Ebene menschlichen Selbstverständnisses oder vor einer wiederkehrenden, wiedergekehrten Phase eines ewigen Schwankungsprozesses?

Es liegt auf der Hand, daß vom Bewußtsein und dem Verständnis der Gesellschaft vom Arzneimittel und seiner Rolle im Gesundungsprozeß entscheidende Impulse und Einflüsse auf die Gestaltung der künftigen Unternehmenspolitiken aber auch der allgemeinen gesellschaftlichen Bedeutung des Arzneimittels und der Arzneimittelforschung ausgehen müssen. Wir erhoffen uns von diesem Symposium einige klärende Worte und Analysen, um in unserem eigenen Meinungsbildungs- und Verständigungsprozeß mehr Klarheit zu gewinnen.

Wir sind deshalb dem Mediziner und Soziologen Herrn Professor Baier sehr dankbar, daß er es unternommen hat, dieses Programm zu erstellen und die wissenschaftliche Leitung für eine solche Veranstaltung zu übernehmen.

Das Arzneimittel in der öffentlichen Meinung: Gibt es eine „Nachredespirale"?

A. M. Deisenberg[1]

Die öffentliche Meinung über Arzneimittel schwankt augenblicklich zwischen 2 Polen. Einerseits herrscht ein deutliches Mißtrauen gegenüber Pharmaka und Chemie allgemein. Die Strukturen dieser Bereiche sind für den Laien vollkommen undurchschaubar geworden. Das schürt Ängste und Mißtrauen, weil es kaum andere Bereiche in unserer Wirtschaft und unserem Leben gibt, die jeden einzelnen in seiner physischen Existenz so direkt betreffen können. Andererseits herrscht latent gleichzeitig ein fast naiver Kinderglaube an die Allmacht der Wissenschaften, insbesondere der Naturwissenschaft.

Diesen zwiespältigen Gefühlen kann sich kaum jemand entziehen, im denkbar schlechtesten Fall wirken sie sich negativ auf das Verhältnis Arzt–Patient aus.

Es handelt sich hier ganz offensichtlich im Kern um Kommunikationsprobleme einer modernen Massengesellschaft.

Überschaut man die sog. „veröffentlichte Meinung" in den Massenkommunikationsmitteln, den Massenmedien, so lassen sich 4 Grundtendenzen ausmachen, wenn es um die Berichterstattung über Arzneimittel geht:

1) Arzneimittel sind zu teuer. Außerdem gibt es viel zu viele davon. Stichwort: Kostenexplosion im Gesundheitswesen.
2) Arzneimittel schaden unserer Gesundheit oft mehr, als daß sie ihr nutzen. Pharmaka werden oft nur auf den Markt gebracht oder im Markt gehalten, um den Herstellern immense Gewinne zu sichern.
3) Sensationelle Berichte über angebliche neue Wundermedikamente, etwa gegen AIDS oder Krebs, sind eine vermeintlich positive Facette der Berichterstattung, die aber eher besagten Kinderglauben schüren, falsche Hoffnungen wecken und nachhaltige Enttäuschungen provozieren.
4) Kontinuierliche Berichterstattung findet in der Regel in den Wissenschaftsteilen der Medien statt.

Ohne Zweifel beeinflussen die Massenmedien die öffentliche Diskussion um Medikamente mit.

Man machte es sich allerdings zu einfach, betrachtete man die Massenmedien isoliert von gesamtgesellschaftlichen Entwicklungen. Wichtig ist eine möglichst umfassende Analyse gesellschaftlicher Kommunikation. Eine bedeutende

---

[1] Fachbereich Anzeigen, Marktforschung, Gruner & Jahr AG & Co, Paulinenallee 36, 2000 Hamburg 36

Rolle spielen die Massenmedien, doch eine zentrale Rolle kommt auch dem Begriff der öffentlichen Meinung zu, einem Begriff, der zwar jedem geläufig ist, der aber in den seltensten Fällen auch denen, die ihn gebrauchen, in seiner vollen Bedeutung wirklich klar ist.

Der Begriff der öffentlichen Meinung

Lange Zeit war der Begriff der öffentlichen Meinung von vielen totgesagt. Er galt zumindest in seiner Vieldeutigkeit für die wissenschaftliche Arbeit als unbrauchbar.

Am ehesten war noch der sog. Elitebegriff der öffentlichen Meinung gebräuchlich. Verkürzt gesagt, beinhaltet er, daß unter öffentlicher Meinung nur die Meinung einer rational und verantwortlich denkenden Elite zu verstehen sei, die aufgrund ihrer Bildung und ihres Verantwortungsbewußtseins kompetent und in der Lage ist, ihre Meinung öffentlich zu vertreten und damit auch Entscheidungen von öffentlicher Tragweite zu beeinflussen. Für die Gesamtgesellschaft hätte diese Elite eine Art Vorbildfunktion. Für neuere Vertreter dieser Richtung, wie Jürgen Habermas oder Wilhelm Hennis, ist öffentliche Meinung mehr oder weniger nur kritisches, politisches Urteil.

Einen ganz anderen Begriff öffentlicher Meinung vertritt Elisabeth Noelle-Neumann (1980) mit ihrem sozialpsychologischen Ansatz der Schweigespirale. Für unser Problem, dem Bild der Arzneimittel in der Öffentlichkeit, bietet sich dieser Ansatz der Schweigespirale als Erklärungsmodell an.

Denn Noelle-Neumann faßte in ihrer Arbeit die Erforschung der öffentlichen Meinung, der Massenkommunikation, und die Theorie der öffentlichen Meinung in einem Ansatz zusammen. Diese Disziplinen existierten lange Zeit nur unverbunden nebeneinander.

Weiter verband Noelle-Neumann in der Schweigespirale Elemente individueller Kommunikation mit denen der Massenkommunikation. Sie versuchte, Erkenntnisse der Sozialpsychologie, Soziologie und Politologie für Vorgänge in einer Massengesellschaft nutzbar zu machen.

Die Elitetheoretiker der öffentlichen Meinung schufen einen normativen Begriff, der zum einen auf das Feld der Politik beschränkt blieb und zum anderen aufgrund seines normativen Charakters empirisch nur unzureichend überprüfbar blieb.

Noelle-Neumanns Schweigespirale macht den Begriff öffentliche Meinung wieder nutzbar für viele Themen außerhalb reiner politischer Thematik. Durch ihren sozialpsychologischen Ansatz vermag die Schweigespirale sozialen Wandel besser zu erklären als eine normative Theorie öffentlicher Meinung. Die empirischen Elemente ermöglichen es zudem, die Thesen des Modells in der Realität zu überprüfen.

Die Schweigespirale

„Mit dem Bild der Schweigespirale wird ein Verstärkereffekt von Reden und Schweigen vor allem in Situationen des Wertewandels gekennzeichnet."

„Die Schweigespirale wird als Reaktion auf öffentlich sichtbare Billigung und Mißbilligung bei wanderndem Wertehimmel beschrieben."

Die Schweigespirale setzt sich in Gang, wenn „der einzelne Zeuge eines Ringens zwischen zwei grundsätzlichen Positionen wird."

In diesen drei Zitaten wird das Wesentliche der Schweigespirale bereits sichtbar. Bestehende Werte, grundsätzliche Positionen verändern sich, bringen die Gesellschaft in Bewegung, wollen sich durchsetzen und verlangen vom Individuum eine Entscheidung, pro oder contra.

Die Isolationsfurcht

Noelle-Naumann geht von der grundsätzlichen Isolationsfrucht des Individuums aus. Wenn der Mensch etwas vermeiden will, dann ist es die soziale Isolation, die Ablehnung durch die Gesellschaft. Positive Sanktionen spielen in diesem Prozeß nur eine geringe Rolle. Ansehen, Erfolg, Lob können lediglich ehrgeizige Personen dazu bewegen, sich dem Konformitätsdruck zu beugen. Allen gemeinsam ist aber die Angst vor dem Pranger.

Daher beobachtet das Individuum mit seinem „quasistatistischen Wahrnehmungsorgan" beständig seine Umwelt, immer auf der Suche nach der Meinung der Mehrheit, die es nicht verletzen will, indem es etwas Falsches sagt oder tut. Denn damit hätte es sich in der Öffentlichkeit unmöglich gemacht.

So entsteht dann auch der Spiralprozeß: Glaubt sich der Beobachtende mit der Mehrheit einig, wird er sich bereitwillig in der Öffentlichkeit exponieren. Das unterliegende Lager zieht sich unterdessen immer mehr zurück und schweigt. Durch das Schweigen entsteht ein verzerrtes Bild der Häufigkeitsverteilung von Meinungen, das die Individuen wahrnehmen, und zwar zugunsten derjenigen Meinungen, die stärker öffentlich vorgezeigt werden. Dieses verzerrte Bild führt zu einer weiteren Stärkung des siegenden Lagers, während sich die unterliegende Fraktion in vollständiges Schweigen zurückzieht.

Dies ist — in groben Zügen beschrieben — der Prozeß der Schweigespirale.

Das quasistatische Wahrnehmungsvermögen

Bedeutsam sind in diesem Prozeß das quasistatische Wahrnehmungsvermögen und, davon abhängig, die Redebereitschaft. Zum quasistatischen Wahrnehmungsvermögen sind folgende Anmerkungen zu machen:

1) Dieses Wahrnehmungsvermögen bezieht sich lediglich auf die Fähigkeit, Zu- und Abnahmen in der Meinungsverteilung abzuschätzen, und nicht auf die Schätzungen der absoluten Höhe, wie weit verbreitet eine Ansicht ist, oder auf gute Schätzungen, was Mehrheit und was Minderheit ist.
2) Persönliche Ansichten wirken sich auf die Schätzungen weniger aus als gedacht. Die Veränderungen der persönlichen Meinung sind geringer als das Auf und Ab der Schätzungen, wie die anderen denken. Die Schätzungen bei Anhängern und Gegnern einer Meinung ändern sich in der gleichen Richtung.

Die Entwicklung der Theorie der Schweigespirale stützt sich u. a. gerade darauf, daß sich die Menschen in so überraschend großer Zahl Meinungen darüber bilden, wie die anderen denken. Das Motiv dafür könnte sein – so Noelle-Neumanns Hypothese – Isolationen zu vermeiden.

Redebereitschaft

Die Redebereitschaft ist abhängig von verschiedenen Faktoren:

1) Zukunftschancen. Weniger die gegenwärtige Meinungsverteilung spielt für die Exponierfreudigkeit eine Rolle als die Zukunftsträchtigkeit einer Meinung. Wer glaubt, daß seine Meinung in Zukunft dominieren wird, exponiert sich, auch wenn er gegenwärtig noch zur Minderheit gehört. Gegenwärtige und zukünftige Einschätzungen stehen in einer positiven Korrelation.

2) Persönliche Disposition. Personen mit starkem Selbstvertrauen neigen eher dazu, sich in der Öffentlichkeit zu exponieren. Dazu gehören:
– Männer eher als Frauen,
– Jüngere eher als Ältere,
– Angehörige höherer Einkommensgruppen eher als Angehöriger niedrigerer Einkommensgruppen.

Die Bereitschaft zu reden oder zu schweigen ist unabhängig von der Situation und der Anwesenheit von Gesinnungsfreunden. Sie wird habituell angenommen. Angehörige einer unterliegenden Fraktion haben eine allgemeine Abneigung, ein kontroverses Thema öffentlich zu diskutieren.

3) Das Meinungsklima. Die Redebereitschaft ändert sich zusammen mit dem Meinungsklima. Darunter versteht Noelle-Neumann die „Gesamtheit von Ansichten, kognitiv-affektiven Einstellungen, Wertvorstellungen und Verhaltensweisen, die zu einer bestimmten Zeit, an einem bestimmten Ort öffentlich von Mitgliedern einer Gesellschaft teils gezeigt werden *müssen,* um sich nicht zu isolieren, teils gezeigt werden *können,* ohne daß man sich von seinen Mitmenschen isoliert."

Auch besonders redefreudige Personen können, bei für sie ungünstigem Meinungsklima, zum Schweigen tendieren.

4) Die Avantgarde. Personen dieser Gruppe haben generell keine Isolationsfrucht und sind daher immer exponierfreudig. Sie können so auch den Prozeß der Schweigespirale in Gang setzen, indem sie es wagen, Mehrheitsmeinungen zu provozieren. Durch ihr selbstbewußtes Auftreten erwecken sie den Anschein von Stärke und beeinflussen so die Einschätzung der Meinungsverteilung.

5) Der harte Kern. Das sind die letzten Anhänger einer unterliegenden Meinungsfraktion. Ihre Einstellung ist so fest, daß sie zu keinem Meinungswechsel oder auch nur zum Verzicht auf Widerspruch bereit sind. Ein Teil dieser Gruppe gewöhnt sich an die Isolation. Der andere Teil ignoriert die Überlegenheit einer anderen Fraktion und glaubt sich selbst in der Mehrheit.

Die integrative Kraft der öffentlichen Meinung

Öffentliche Meinung entsteht bei Noelle-Neumann aus der Interaktion zwischen Individuum und Umwelt. Wichtigste Komponente dieser Interaktion ist der aus der grundlegenden Isolationsfrucht des Menschen herrührende Konformitätsdruck der öffentlichen Meinung, die hier als soziale Kontrolle zu verstehen ist. Öffentliche Meinung sind „kontroverse Meinungen, die man in der Öffentlichkeit äußern *kann,* ohne sich damit zu isolieren". Diese Aussage gilt für Bereiche im Wandel. In dem Bereich von festliegenden Grundsätzen und Sitten sind es Ansichten und Verhaltensweisen, die man öffentlich äußern *muß,* wenn man sich nicht isolieren will. Verstärkt wird der Konformitätsdruck entscheidend durch das moralische Element. Der Konformitätsdruck der öffentlichen Meinung wird nicht im Namen des intellektuell richtigen Urteils, sondern im Namen von moralischen oder ästhetischen Werten ausgeübt. Statt „richtig" oder „falsch" geht es hier um „gut" oder „schlecht", auch um guten oder schlechten Geschmack.

Diese moralische Komponente erklärt auch, warum in Noelle-Neumanns Konzept kleine Bezugsgruppen, in denen sich das Individuum Unterstützung holen könnte, kaum Berücksichtigung finden. Wer in die Gefahr gerät, durch seine Meinung als „schlechter" Mensch zu gelten, wird auch nicht mehr viel Sinn in der Unterstützung durch Gleichgesinnte sehen.

Die moralische oder ästhetische Werteladung gibt der öffentlichen Meinung ihre Kraft zum Konformitätsdruck. Wer die moralische Kraft auf seiner Seite hat, kann auch den Kampf um die öffentliche Meinung für sich entscheiden.

„Das Konzept der Schweigespirale reserviert die Möglichkeit, die Gesellschaft zu verändern, demjenigen, der Isolationsfurcht nicht kennt oder sie überwindet", sagt Noelle-Neumann.

Die Konformisten, die sich dem Druck der öffentlichen Meinung beugen, sind für Elisabeth Noelle-Neumann das notwendige stabilisierende Element einer Gesellschaft. Aber ohne „Ketzer, Avantgardisten, Außenseiter", wie sie die Menschen ohne Isolationsfurcht nennt, würde die öffentliche Meinung als Instrument sozialer Kontrolle, die lediglich auf Stabilität hinwirkt, die Gesellschaft zur Erstarrung treiben. Diese Personen provozieren die herrschenden Auffassungen und die selbstverständlich gewordenen Ordnungen. Treffen sie damit auf eine Empfänglichkeit, eine latente Bereitschaft der Zeitgenossen, so wird die Botschaft von Moderatoren übernommen. In den westlichen Industriegesellschaften sind das in der Regel die Journalisten, die durch die Massenmedien über einen breiten Zugang zur Öffentlichkeit verfügen.

Die Rolle der Massenmedien

Die Massenmedien spielen bei Noelle-Neumann eine wichtige Rolle im Prozeß der öffentlichen Meinung und der Schweigespirale. Sie schreibt:

„Die Medien verwalten das Element Öffentlichkeit zu einem erheblichen Teil. Ereignisse, Personen, Ideen existieren im öffentlichen Bewußtsein fast nur, soweit sie ausreichend Öffentlichkeit von den Massenmedien verliehen bekommen, und auch nur mit denjenigen Zügen, die ihnen die Medien zuschreiben, zusprechen."

Für die Umweltwahrnehmung, besonders für Bereiche, die außerhalb des eigenen Erfahrungshorizonts liegen, sind die Massenmedien wichtig.

Die selektive Wahrnehmung des Individuums, die jahrzehntelang in der Wirkungsforschung als Hindernis für Medienwirkung galt, bestreitet Noelle-Neumann nicht, wendet aber ein, daß man diesen Gedanken nicht konsequent weitergedacht habe, denn: „Je geringer die Selektionsmöglichkeit, desto weniger gilt die Verstärkerregel, das heißt, desto größer sind die Möglichkeiten der Massenmedien, Einstellungen zu verändern."

Die Rolle der Journalisten

Diese Selektionsmöglichkeiten werden hauptsächlich durch Konsonanz in der Berichterstattung eingeschränkt. Dieser für das Verständnis Noelle-Neumanns sehr wichtige Begriff beschreibt eine weitgehend gleichartige Berichterstattung aller Medien, die durch eine gemeinsame Berufsauffassung der Journalisten hervorgerufen wird.

Danach wird die Nachrichtenauswahl in den Redaktionen beeinflußt durch:

1) übereinstimmende Annahmen und Erfahrungen der Journalisten aller Ränge und Aufgabenbereiche über Erfolgskriterien beim Publikum, die Berichterstattung und Materialauswahl als „Nachrichtenwerte" leiten;

2) übereinstimmende Tendenz zur Selbstbestätigung („self-fullfilling prophecy");
3) gemeinsame Abhängigkeit von bestimmten Quellen (Nachrichtendienste);
4) Beifall von Kollegen und Vorgesetzten;
5) große Einheitlichkeit der Auffassungen aufgrund der Häufung demographischer Merkmale.

Das Stereotyp

Noelle-Neumann geht allerdings nicht so weit, den Journalisten vorsätzliche Manipulation vorzuwerfen, auch nicht bei ihrer These, daß 1976 das Fernsehen die Wahl entschieden habe.

„Nicht um Manipulation handelt es sich, die Journalisten berichten nur, was sie *sahen*...".

Noelle-Neumann führt hier den Begriff des Stereotyps ein.

Das Stereotyp ersetzt die Bezeichnung komplexer Vorgänge oder bestimmter Personen durch ein Kürzel. Der Name muß nicht mehr genannt werden, das Stereotyp genügt, damit alle wissen, wer oder was gemeint ist. Durch eine weitgehende Übereinstimmung der journalistischen Auswahlregeln kommt – so Noelle-Neumann – eine Konsonanz der Berichterstattung zustande, die auf das Publikum wie eine Bestätigung wirkt. Denn der Mensch kann nicht die gesamte Wirklichkeit wahrnehmen, er kann sich nur auf seine nähere Umwelt beschränken. Einen großen Teil seiner Wahrnehmungen macht er über die Medien, kann aber bald nicht mehr zwischen eigenen und Medienwahrnehmungen unterscheiden.

„Allmählich schafft er sich so für seinen eigenen Geschmack in seinem Kopf ein Bild von der Welt außerhalb seiner Reichweite."

Unter diesen Umständen wird Medienwirkung subtil und unbewußt. Selektive Wahrnehmung und das Bemühen des Menschen, kognitive Dissonanz zu vermeiden, sich ein stimmiges Weltbild zu erhalten, wird neben dem Zwang zur Reduktion von Komplexität zur zweiten unvermeidlichen Quelle der Wahrnehmungsverzerrung der Wirklichkeit und der Verzerrung durch die Medienberichterstattung. Noelle-Neumann glaubt, daß die Gültigkeit dieser Thesen im Fernsehzeitalter nur zunimmt. Der Anteil der Wirklichkeit, den die Menschen über die Medien wahrnehmen, sei weiter angewachsen.

So entsteht die Medienkultur im Gegensatz zur Realkultur. Medienkultur das ist danach: die Auswahl von Welt, wie sie die Medien bieten. Soweit die Welt außerhalb der Reichweite, außerhalb der Sicht eines Menschen liegt, ist es meist die einzige Ansicht von Welt, die er besitzt. Mit dieser begrenzten Sicht der Welt wird der Rezipient aber auch seiner Argumentationsfähigkeit beraubt. Findet er seine Ansicht in den Medien nicht vertreten, wird er glauben, sich damit zu isolieren und schweigen.

Die Medienkultur kann gegenüber der Realkultur so an Boden gewinnen, daß ein „doppeltes Meinungsklima" entsteht. Das Meinungsklima in der Bevölkerung und die vorherrschende Meinung unter den Journalisten fallen dann weit auseinander.

Überwiegt in den Medien die Darstellungsweise eines Themas, wird die Bevölkerung — so Noelle-Neumann — in diese von den Medien vorgegebene Richtung beeinflußt. Doch dieser Einfluß ist nicht unbegrenzt, schränkt die Autorin ein. Eigene Erfahrungen und Beobachtungen können die Bevölkerung dazu führen, sich von der angenommenen Meinung wieder abzuwenden. Doch Medieninhalte und Journalisteneinstellungen laufen der Entwicklung in der Bevölkerung immer voraus, schließt Noelle-Neumann aus einer Reihe von Untersuchungen.

Sie sieht die Einflußmöglichkeiten der Massenmedien am stärksten bei

— nicht verankerten Werten und „psychologisch nicht dramatisierten Ländern",
— Sachfragen, die das Individuum als nicht relevant für sich betrachtet,
— dem Bereich des Warenangebots (Werbung),
— noch nicht gebildeten Meinungen.

Zur Wirkung der Medien trägt zudem noch die sog. Kumulation bei. Danach ziehen sich die konsonanten Nachrichten durch das gesamte Mediensystem und wirken durch die ständige Wiederholung noch stärker. Massenmedien haben also durchaus Einflußmöglichkeit auf ihr Publikum. Aber dieser Einfluß sieht anders aus als bisher angenommen. Er führt nicht direkt zu einer Verhaltens- und Meinungsänderung; sondern Medienwirkung kommt dadurch zustande, daß die Massenmedien „die Vorstellungen des einzelnen über die vorherrschenden Ansichten in der Umwelt prägen".

Gibt es eine "Nachredespirale?"

Tragen dann doch nur die Massenmedien die Schuld, wenn Arzneimittel und ihre Hersteller ein nicht besonders positives Image haben? Lösen sie in Zusammenarbeit mit verschiedenen Gruppen eine Nachredespirale aus? Denn zweifellos gehört zu der Schweigespirale der Konformisten gleichzeitig eine Bekenntnisspirale der „Ketzer und Avantgardisten".

Die öffentliche Diskussion um Arzneimittel weist ja auch viele charakteristische Merkmale der Schweigespirale auf:

— Jedes Individuum ist sehr direkt von dem Bereich betroffen.
— Die Durchschaubarkeit dieses Bereichs ist für den einzelnen fast unmöglich.
— Das schürt Ängste bei jedem einzelnen und macht eine rationale Diskussion so gut wie unmöglich. Eine für die Schweigespirale typische moralische Polarisierung ist zu beobachten.

– Sachliche Informationen über diesen Bereich sind in den Massenmedien notwendigerweise verkürzt. Das geschieht nicht aus bösem Willen, sondern der Inhalt von Massenmedien ist immer das Produkt einer Reihe von Selektionen.

Auch Elisabeth Noelle-Neumann, eine wirklich dezidierte Kritikerin der Massenmedien und insbesondere des Fernsehens, urteilt, daß derjenige, der immer noch glaube, Journalisten manipulierten durch ihre Berichterstattung, sich mit seinem Verständnis von Medienwirkung noch am Anfang des Jahrhunderts befinde.

Noelle-Neumann gehört zu einer Gruppe von Wissenschaftlern, die die Rolle des Individuums innerhalb der Massenkommunikation wieder stärker in den Mittelpunkt rückten.

Für das Thema der Nachredespirale hat das zwei Konsequenzen:

1) Medien haben u. a. dann eine starke Wirkung, wenn sie ein latent bereits vorhandenes Meinungsklima verstärken.
2) Ein Thema, auch ein von den Massenmedien verbreitetes, wird den einzelnen nur dann wirklich erreichen, wenn er von dem Thema auch direkt betroffen ist. Eine starke direkte Betroffenheit des einzelnen kann ihrerseits aber auch wieder die Wirkung von Massenkommunikation beeinträchtigen. Massenmedien wirken also eher indirekt und subtil und keineswegs isoliert von gesamtwirtschaftlichen und individuellen Entwicklungen.

Unsere Frage, ob eine Nachredespirale in bezug auf Arzneimittel existiere, muß bejaht werden. Doch ihre Entstehung erweist sich als ein komplexer sozialer Vorgang.

Wie entstand die „Nachredespirale" im Pharmabereich?

Daß die Umwelt für den einzelnen immer weniger durchschaubar wird und diese Situation verstärkt irrationale Ängste schürt, ist allgemein anerkannte Tatsache. Daß dies eine günstige Situation für entschlossen und selbstbewußt auftretende Minderheiten ist, Mehrheiten zu verändern, wurde im Zusammenhang mit der Schweigepflicht beschrieben. Daß es die agile Minderheit besonders leicht hat, wenn sie auf eine selbstzufrieden gewordene Mehrheit trifft, die im Vertrauen auf ihre Stärke und ihre Bedeutung Minderheiten nicht mehr ernst und zur Kenntnis nimmt, hat Elisabeth Noelle-Neumann in ihrer Schweigespirale ebenso eindrucksvoll beschrieben.

Im öffentlichen Bewußtsein ist ein Gegensatz von Ökonomie und Ökologie entstanden, der von der öffentlichen Meinung zugunsten der ökologischen Werte entschieden wird. Diese Polarisierung konnte u. a. auch deshalb entstehen, weil die ökologischen Fragen, die die Marktwirtschaftstheorie aufwirft, von der Industrie so gut wie nicht öffentlichkeitswirksam aufgegriffen wurde. So schreibt Hans-Christian Röglin (1986):

„Es entsteht der Eindruck, die Industrie arbeite heute nach einem anderen Wertsystem als die Gesellschaft lebt, und die Grünen würfen die Fragen auf, die die Industrie schon längst hätte beantworten sollen."

Öffentlichkeitsarbeit beschränkt sich heute aber noch zu oft auf die Maxime „Tue Gutes und rede darüber." Explizit wird hier nur der positive Aspekt einer Sache herausgestellt. Damit werden Erwartungen geweckt, die nicht erfüllt werden können. Die Öffentlichkeit fühlt sich getäuscht. Nimmt Öffentlichkeitsarbeit aber Entscheidungen vorweg, vielleicht weil sie glaubt, die anderen seien zu dumm, die Wahrheit zu erkennen, provoziert sie mit diesem Verhalten nur selbst die irrationale Polarisierung ohne rationalen Ausweg.

Gibt es ein Mittel gegen die „Nachredespirale?"

Die 1987 erschienene bevölkerungsrepräsentative Untersuchung Dialoge 2 dokumentiert den in den letzten Jahren immer stärker gewordenen Trend zur individualisierten Wertepluralität. Danach kann eine Person Werte in sich vereinigen, die noch vor einigen Jahren als unvereinbar miteinander galten. Ein kurioses Beispiel dafür mag der Brokdorf-Demonstrant im Armani-Pullover sein. Aber konkret bedeutet dieser Trend auch, daß diese Person vermeintliche Widersprüche besser verarbeiten kann. Aber es bedeutet auch, daß Kritiker nicht automatisch auch Gegner einer Sache sind. Doch diese Personen wollen umfassend informiert werden und ihr Leben und ihre Umwelt aktiv mitgestalten.

Die Untersuchung Dialoge 2 zeigte auch, daß 63% der Bevölkerung von 14 bis 64 Jahren Informationen über gesundheitsfördernde Maßnahmen von der Pharmaindustrie erwarten. 46% wollen aber auch durch ihr eigenes Verhalten zur Problemlösung im Gesundheitsbereich beitragen – ein Indiz für die aktive Mitgestaltung.

Information allein kann aber in einem Zeitalter der Informationsüberflutung genausowenig helfen wie eine Bunte-Bilder-Kampagne.

Noelle-Neumann betonte in ihrem Konzept der Schweigespirale die Rolle des Individuums im Massenkommunikationsprozeß. In verschiedenen Marketingstrategien wird aus dem passiven Konsumenten der aktive „Prosument".

Der einzelne will sein Leben aktiv gestalten, er will sich informieren und nicht nur informiert werden. Das bedeutet, daß Öffentlichkeitsarbeit negative Elemente nicht verschweigen darf, wenn sie erreichten will, daß die positiven akzeptiert werden. Für den Arzneimittelbereich kann das u.a. bedeuten, das Bewußtsein der Öffentlichkeit dafür zu stärken, daß es keine wirksamen Medikamente geben kann, die nur die Nebenwirkung von Staubzucker haben.

Das heißt aber auch, daß Öffentlichkeitsarbeit die „andere Ansicht" als Kommunikationspartner akzeptieren muß und ihn nicht zum Gegner in einem Glaubenskrieg machen darf.

Irrationalität und moralische Polarisierung sind die Voraussetzungen für die Schweige- und die Nachredespirale. Auf die Dauer wird dem nur mit Offenheit und Glaubwürdigkeit zu begegnen sein.

Literatur

Deisenberg AM (1986) Die Schweigespirale − Die Rezeption des Modells im In- und Ausland. Saur, München
Dialoge 2 (1987) Der Bürger im Spannungsfeld von Öffentlichkeit und Privatleben (Reihe in *Stern*-Bibliothek), Gruner & Jahr, Hamburg:
    a) Gruner & Jahr Marktforschung, Venth O: Basisband;
    b) Beike P, Venth O: Typologien und Fallbeispiele;
    c) Raffée H, Wiedmann K-P: Konsequenzen für das Marketing
Noelle-Neumann E (1980) Die Schweigespirale. Piper, München Zürich
Röglin H-C (1987) Kommunikation und Glaubwürdigkeit im gesellschaftlichen Wandel. (Rede auf dem BDW-Kongreß)

Abschied vom Experten.
Wandel der Einstellung gegenüber Arzneimitteln – eine demoskopische Betrachtung

E. Piel[1]

„Arzneimittel im sozialen Wandel". Sozialer Wandel – der alte Briest bei Fontane würde sagen: „Das ist ein weites Feld". Gesellschaft ist, seitdem sie aus ihrem statischen Zustand in die Jahrtausende der Geschichte eingetreten ist, immer im Wandel begriffen. Es ist hier nicht der Ort, um darüber nachzudenken, was die Ursache des sozialen Wandels ist. Nach Talcott Parsons (1951) muß man auf jeden Fall davon ausgehen, daß es nie einen oder zwei inhärente primäre Gründe für den Anstoß zu sozialem Wandel gibt, sondern nur „eine Pluralität von Variablen", die hier – selbst wenn es nur um die letzten Jahrzehnte geht – nicht einmal annähernd durchgespielt werden können. Das Faktum „sozialer Wandel" soll als gegeben vorausgesetzt werden. Immerhin wird jedoch versucht, in einigen Akzenten zu schildern, was für den Zusammenhang vielleicht bedeutsam sein könnte. Eine Skizze des Einstellungswandels zu Medikamenten schließt sich an.

Gesellschaft ist in mehr oder weniger starkem Ausmaß immer im Wandel begriffen. Wir haben allerdings heute das Gefühl, daß sich die Dinge, die Umwelt draußen, unsere Umwelt drinnen, das Interieur, in dem wir leben und arbeiten, die gesellschaftlichen Verhältnisse, aber auch die Werte, die Möglichkeiten der Lebensorientierung, immer schneller verändern.

Wenn man von heute aus in die 60er Jahre zurückschaut, kann man sagen, daß damals z. B. die Technik ganz offenbar ohne weiteres als ein positiver Wert empfunden wurde. Die Technik war – das wußte jeder – in der Bundesrepublik der Hauptgarant für Fortschritt – und Fortschritt, das hieß: Wirtschaftswachstum, Ausbau des Wohlfahrtsstaates, der sozialen Sicherheit, der Steigerung des Lebensstandards usw. Das Institut für Demoskopie Allensbach stellte 1966 die Frage: „Glauben Sie, daß die Technik alles in allem eher ein Segen oder eher ein Fluch für die Menschheit ist?" und erhielt von 72% der Erwachsenen im Alter ab 16 Jahren in der Bundesrepublik die Antwort: „Eher ein Segen". Nur 3% sagten: „Eher ein Fluch".

Inzwischen sind wir zwar von der Technik sicherlich nicht unabhängiger geworden, aber ein Wort wie „Segen" will den meisten bei „Technik" nicht mehr einleuchten. Nur noch 32% sagen: „Eher Segen". Die Mehrheit (52%) hat – ein gutes Stück weit mittlerweile von der technischen Realität und von den Massenmedien belehrt – durchaus gemischte Gefühle, und 4mal so viele wie in der

---

[1] Institut für Demoskopie Allensbach, Radolfzeller Str. 8, 7753 Allensbach

Tabelle 1. Technik: Segen oder Fluch? Umfrageergebnisse des Instituts Allensbach für Demoskopie 1966–1985 (Alter ≥ 16; Angaben in %). (Nach Allensbacher Archiv, IfD-Umfragen 2019, 2099, 3091, 4059)

Frage: „Glauben Sie, daß die Technik alles in allem eher ein Segen oder eher ein Fluch für die Menschheit ist?"				
	1966	1973	1980	1985
Die Technik ist alles in allem –				
Eher ein Segen	72	55	34	32
Teils, teils[a]	17	28	49	52
Eher ein Fluch	3	10	13	12
Kein Urteil	8	7	4	4
	100	100	100	100

[a] 1966 und 1973 lautete die Vorgabe „weder-noch".

Umfrage von 1966 sagten in einer Wiederholungsumfrage von 1985, Technik sei wohl eher „ein Fluch" der Menschheit (Tabelle 1).

Diese letzten Zahlen sind von 1985, als noch niemand bei uns den Versuch unternommen hatte, den russischen Ort Tschernobyl auf der Landkarte zu finden, und der Name Basel nur von Pharmaexperten mit Sandoz assoziiert wurde. Das Jahr 1986 hat gewiß dazu beigetragen, daß das Gefühl von Fremdheit und Bedrohung gegenüber Technik, Industrie und Chemie noch stärker geworden ist. Die Welt scheint für viele Menschen immer fremder und komplizierter zu werden, und es steigt die Angst, daß das Ganze allmählich auch immer menschenfeindlicher wird. Chemieverseuchte Umwelt, Lärm, Technik: Das ist die Richtung, aus der mittlerweile all das kommt, was die Menschen ängstigt.

Die Fremdheitserfahrung aber erzeugt jene diffuse Angst, die permanent auf Stichworte lauert, mit denen uns die Medien bereitwillig bedienen. Man muß dabei gar nicht unterstellen, daß Journalisten zynisch berechnend oder in bewußt manipulativer Absicht die Negativerwartungen der Menschen schüren und auszunutzen suchen. Vielmehr: Der größte Teil der Journalisten sieht die Situation, was die Probleme der gegenwärtigen Industrie- und Technologiegesellschaft angeht, ganz einfach negativer als jene Menschen, die in dieser Industrie und mit den gegenwärtigen Technologien unmittelbar zu tun haben. Und diese negative Erwartungsstruktur im Blick auf Industrie, Technik, Kernenergie oder Chemie besteht gewiß nicht erst seit den großen Katastrophen des Jahres 1986.

Die grundsätzlich negativere Sicht der Dinge führt aber automatisch zu einer Wahrnehmung, durch die die negativen Erwartungen bestätigt werden, bei der nämlich unwillkürlich u. a. die negativen Aspekte der wahrgenommenen Wirklichkeit in den Blick kommen. Der Sozialpsychologe Leon Festinger (1957) hat diese allgemeinmenschliche Wahrnehmungsneigung, die „selektive Wahrnehmung", in zahlreichen empirischen Befunden bestätigt bekommen und eine gewaltige Anstrengung im Menschen entdeckt, „kognitive Dissonanzen" zu ver-

Tabelle 2. Umfrage des Instituts Allensbach für Demoskopie unter Hochschullehrern der Chemie, Managern aus der Chemie und Journalisten (Angaben in %). (Nach Allensbacher Archiv, IfD-Umfrage 2230, August 1983)

Frage: „Trägt die Chemie alles in allem eher dazu bei, das menschliche Leben zu verlängern, oder trägt sie eher dazu bei, es zu verkürzen?"

	Hochschullehrer Chemie	Manager aus der Chemie	Journalisten
Verlängern	95	97	74
Verkürzen	1	1	6
Weiß nicht	4	2	20
	100	100	100

meiden, also allen Wahrnehmungen aus dem Weg zu gehen, die nicht mit seinem Weltbild übereinstimmen.

Den grundsätzlich negativeren Blick der Journalisten kann man mit den Ergebnissen einer Umfrage belegen, die das Institut für Demoskopie Allensbach im August 1983 durchgeführt hat (vgl. dazu auch Noelle-Neumann 1984). Befragt wurden damals 71 Hochschullehrer der Chemie, sowohl der organischen, anorganischen wie der physikalischen Chemie, ausgewählt nach einem statistischen Zufallsprinzip aus den bundesdeutschen Universitäten, außerdem 178 Journalisten, darunter 57 Wissenschaftsjournalisten sowie 116 Journalisten in einflußreichen Positionen in Zeitungen, Zeitschriften, Fernsehen und Hörfunk, und schließlich 133 Manager aus der Chemischen Industrie, sowohl aus der Vorstandsebene als auch – etwa zu zwei Fünfteln – Wissenschaftler mit Verantwortung für die Forschung in der Chemischen Industrie.

Diesen drei Befragtengruppen wurden Fragen, wie u. a. etwa folgende vorgelegt: „Trägt die Chemie alles in allem eher dazu bei, das menschliche Leben zu verlängern, oder trägt sie eher dazu bei, es zu verkürzen?" – Das ist natürlich eine sehr generelle Einstellungsfrage, die im ganzen, d. h. in solcher etwas holzschnittartig verkürzten Problemperspektive auch heute noch ziemlich positiv beantwortet wird. 97% der Manager aus der Chemie sind davon überzeugt, daß die Chemie letztendlich eine Wohltat für die Menschheit ist. Die Hochschullehrer sehen das, soweit sie selbst mit Chemie zu tun haben, ziemlich genauso. Aber auch die Journalisten haben überwiegend diesen positiven Eindruck, wenn auch – 74% sprechen von einer lebensverlängernden Wirkung der Chemie – mit etwas mehr Reserve (Tabelle 2).

Die grundsätzlich negativere Einstellung, wie sie dann – ob das der einzelne Journalist will oder nicht – auch im Tenor der Berichterstattung über Chemie durchschlägt, wird erst bei der nächsten Frage deutlich: „Wenn Sie jetzt einmal an die Wasserverschmutzung denken. Glauben Sie, daß die chemische Industrie an der Wasserverschmutzung einen überwiegenden Anteil hat, oder glauben Sie das nicht?" Daß die Befragten aus der Industrie eher (wenn auch nur 51 gegen

Tabelle 3. Umfrage des Instituts Allensbach für Demoskopie (Angaben in %). (Nach Allensbacher Archiv, IfD-Umfrage 2230, August 1983)

Frage: „Glauben Sie, hat die chemische Industrie an der Wasserverschmutzung einen überwiegenden Anteil, oder glauben Sie das nicht?"

	Hochschullehrer Chemie	Manager aus der Chemie	Journalisten
Hat überwiegenden Anteil	42	41	80
Glaube ich nicht	55	51	18
Andere Antwort	2	–	–
Weiß nicht	1	8	2
	100	100	100

Tabelle 4. Umfrage des Instituts Allensbach für Demoskopie (Angaben in %). (Nach Allensbacher Archiv, IfD-Umfrage 2230, August 1983)

Frage: „Einmal ganz allgemein gefragt: Reichen die Vorschriften und Gesetze für die chemische Industrie zu Umweltschutz und Sicherheit aus, so wie sie heute sind, oder sollten sie verschärft werden, oder sollten sie gelockert werden?"

	Hochschullehrer Chemie	Manager aus der Chemie	Journalisten
Reichen aus	62	66	22
Sollten verschärft werden	24	13	73
Sollten gelockert werden	3	14	1
Weiß nicht	11	7	4
	100	100	100

41%) dazu neigen, den überwiegenden Anteil der Chemie an der Wasserverschmutzung zu bestreiten, überrascht weniger als die Feststellung der Hochschullehrer, die zu 55% gegen 42% keinen überwiegenden Anteil erkennen. Die Journalisten allerdings glauben an diesen überwiegenden Anteil der Chemie an der Wasserverschmutzung sehr wohl, und zwar zu 80% gegen 18% (Tabelle 3).

Oder eine Frage, die die Auflagen des Gesetzgebers gegenüber der Chemie betrifft: „Reichen die Vorschriften und Gesetze für die Chemische Industrie zu Umweltschutz und Sicherheit aus, so wie sie heute sind, oder sollten sie verschärft werden, oder sollten sie gelockert werden?" Die Befragten aus der Chemischen Industrie sagten – auch das überrascht natürlich nicht – zu 80%: „Sie reichen aus." Oder: „sollten sogar gelockert werden". Eben diese Antwort gaben aber auch 65% der Hochschulwissenschaftler. Die Journalisten sagten das demgegenüber nur zu 23%. 73% der Journalisten plädierten für eine Verschärfung der Gesetze (Tabelle 4).

Als die Frage zuletzt Ende letzten Jahres an die Bevölkerung gestellt wurde, wurde nun sogar bei 90% der Befragten der Ruf nach Gesetzesverschärfungen

Tabelle 5. Umfragen des Instituts Allensbach für Demoskopie 1982 und 1984 zu wichtigen politischen Forderungen (Angaben in %). (Nach Allensbacher Archiv, IfD-Umfragen)

Frage: „In der Politik läßt sich ja nicht immer alles auf einmal erreichen, aber was meinen Sie zu diesen Aufgaben? Könnten Sie sich diese Liste einmal ansehen und dann anschließend die *drei* Aufgaben heraussuchen, die Ihrer Ansicht nach am wichtigsten sind?"

	1982	1984
Förderung von Naturschutz, Landschaftsschutz, Umweltschutz	54	75
Schärfere Kontrolle der Arzneimittel, ob schädliche Nebenwirkungen auftreten	35	57
Erschließung neuer Energiequellen, wie z.B. Sonnenenergie, Windenergie, Erdwärme, die weniger gefährlich sind als Kernenergie	61	53
Verbesserung des Gesundheitswesens, Bau von Pflegeheimen für Pflegefälle, bessere ärztliche Versorgung	43	41
Einführung der Hausfrauenrente, damit auch nichtberufstätige Frauen eine eigenständige Rente bekommen	33	–[a]
Ausbau und Verbesserung des Bildungswesens, der Schulen, Hochschulen, der beruflichen Bildung	28	26
Einführung eines Erziehungsgeldes für berufstätige und nichtberufstätige Mütter für ein bis zwei Jahre nach der Geburt des Kindes	19	24
Schärfere Kontrolle der Naturheilmittel, ob sie evtl. schädliche Nebenwirkungen haben	9	8
Keine Angabe	4	3
	286	287

[a] Wurde 1984 nicht erhoben.

für die Chemische Industrie laut. Nur 6% glaubten noch, daß die bestehende Gesetzeslage ausreiche.

Die Diskrepanz in den Antworten von Experten und dem, was die Journalisten sehen und dann auch in den Medien weitergeben, bezeichnet in etwa das klimatische Umfeld, innerhalb dessen sich auch die Einstellung zu Arzneimitteln in den letzten Jahren verändert hat. Besonders sinnfällig wird das – jetzt nicht mehr allgemein auf die Chemie, sondern speziell auf Medikamente gemünzt – in der zunehmend lauter werdenden Forderung nach „schärferen Kontrollen der Arzneimittel, ob schädliche Nebenwirkungen auftreten". 1982 erhoben diese Forderung, die auf einer Liste mit 8 anderen politischen Aufgaben den Befragten in einer Allensbacher Repräsentativumfrage zur Auswahl vorgelegt worden war, erst 35%; als die gleiche Liste 2 Jahre später, 1984, noch einmal zur repräsentativen Abstimmung gestellt wurde, legten schon 57% der Befragten den Finger auf diesen Punkt (Tabelle 5).

Gemeint sind hier ganz eindeutig Medikamente aus dem Bereich der Chemotherapie und Pharmazie, denn für eine – ebenfalls auf dem Katalog politischer Maßnahmen gesondert aufgeführte – „schärfere Kontrolle der Naturheilmittel" auf eventuelle schädliche Nebenwirkungen sprachen sich nur 9%, 1984

Tabelle 6. Auszug aus Umfragen des Instituts Allensbach für Demoskopie 1970–1984 zur Einstellung zu Naturheilmitteln (Trendergebnisse) (Angaben in %). (Aus Allensbacher Archiv, IfD-Umfragen)

Frage: „Auf diesen Karten stehen Beschreibungen, wie man sein kann. Könnten Sie bitte alle herauslegen, bei denen Sie sagen würden: so bin ich auch, das trifft auch auf mich zu?" (Vorlage eines Kartenspiels. Auf jeder Karte steht eine Eigenschaft, eine Ansicht.)				
	1970	1975	1980	1984
Ich halte am meisten von Medikamenten, die aus der Naturheilkunde kommen	23	26	27	31
Ich glaube, Naturheilmittel sind eigentlich nur etwas für leichtere Fälle	27	26	29	35
Zu Naturheilmitteln habe ich kein Vertrauen; ich glaube nicht, daß die im Ernstfall helfen	13	13	15	13

sogar nur 8% der Befragten aus. Die Umweltdiskussion der letzten Jahre, die ein emotionales Klima gegen alle Produkte aus dem Reagenzglas des Chemikers geschaffen hat, hat gleichzeitig zu einer Renaissance der Naturheilkunde geführt, die sich deutlich auch in demoskopischen Umfragen zeigt.

1970 sagten erst 23% von sich selbst, auf ihre Einstellung zu Fragen der Gesundheit angesprochen: „Ich halte am meisten von Medikamenten, die aus der Naturheilkunde kommen." Diese Einstellung hat von Umfrage zu Umfrage über die Jahre hin peu à peu mehr Anhänger gefunden: 1975 kam diese Aussage von 26%, 1980 dann von 27% und in unserer letzten Umfrage zu diesem Themenbereich von 1984 schließlich von 31%, also annähernd schon von jedem dritten (Tabelle 6). Vor die Alternative gestellt: „Angenommen, Sie müßten ins Krankenhaus und hätten zwei zur Auswahl: Im einen bekommen die Patienten hauptsächlich Naturheilmittel sowie homöopathische oder anthroposophische, im anderen wird man ganz überwiegend mit chemisch-pharmazeutischen Medikamenten behandelt. Welches Krankenhaus würden Sie vorziehen?" bevorzugten 1975 erst 25% der Deutschen das Naturheilmittelkrankenhaus, 20% wählten das chemisch-pharmazeutisch orientierte Krankenhaus und 55% – das ist m. E. mindestens ebenso interessant – hatten damals in diesen Dingen noch gar keine dezidierte Vorstellung.

Bei einer Wiederholungsbefragung 1980 zeigte sich, daß es inzwischen zu einer Polarisierung der Ansichten gekommen war. Beide Positionen hatten zugelegt, und die Zahl der Unentschiedenen war beträchtlich kleiner geworden. Man kann gerade an der kleiner gewordenen Zahl von Unentschiedenen deutlich ablesen, in welchem Ausmaß das Thema inzwischen in der Bevölkerung diskutiert worden sein muß.

1984 schließlich scheint sich das allgemeine Klima, das anfangs beschrieben wurde, deutlich auch auf diese Diskussion ausgewirkt zu haben. Den nun sogar 37%, die in der 1984er Umfrage eine Präferenz für ein Naturheilkundekrankenhaus bekundeten, standen jetzt nur noch 27% gegenüber, die sich vorzugsweise

Tabelle 7. Umfrage des Instituts Allensbach für Demoskopie zum bevorzugten Krankenhaustyp (Trend 1975–1984) (Angaben in %). (Nach Allensbacher Archiv, IfD-Umfragen)

Frage: „Angenommen, Sie müßten ins Krankenhaus und hätten zwei zur Auswahl: Im einen bekommen die Patienten hauptsächlich Naturheilmittel sowie homöopathische oder anthroposophische[a], im anderen wird man ganz überwiegend mit chemisch-pharmazeutischen Medikamenten behandelt. Welches Krankenhaus würden Sie vorziehen?"

	1975	1980[b]	1984[b]
Es ziehen ein Krankenhaus vor, wo man –			
– hauptsächlich Naturheilmittel bekommt	25	31	37
– überwiegend mit chemisch-pharmazeutischen Medikamenten behandelt wird	20	36	27
Unentschieden, kommt mir darauf nicht an	55	33	36
	100	100	100

[a] 1975: „... hauptsächlich Naturheilmittel oder homöopathische Mittel, ...".
[b] Halbgruppe.

im Krankenhaus mit chemisch-pharmazeutischen Medikamenten behandeln lassen würden (Tabelle 7).

Ich habe vor kurzem eine Reihe von sozialempirischen Beobachtungen zusammengetragen, die sich in etwa auf den Nenner einer Flucht bzw. eines Rückzugs ins Private bringen ließen (Piel 1987). Während in den letzten Jahren die Probleme, mit denen sich Wissenschaftler, Wirtschaftler, Industrielle, Politiker oder Verteidigungsexperten auseinandersetzen müssen, immer globaleren Charakter angenommen haben, ist in der breiten Bevölkerung die Vorliebe fürs unmittelbar Naheliegende gewachsen: Familie, Freundschaft, Nachbarschaft. Die Lebenszufriedenheit vieler Menschen hängt in weit größerem Ausmaß als noch vor 10, 20 Jahren von den Menschen ihrer unmittelbaren Umgebung ab. Man feiert mehr als früher miteinander: Dorffeste, Stadtteilfeste, Straßenfeste. Die Nachbarschaftskontakte sind enger geworden und werden gepflegt wie nie. Auch innerhalb der Familien gibt es mehr Kontakte – nicht unbedingt zwischen Eltern und heranwachsenden Kindern, aber zwischen Onkeln, Tanten, Großonkeln, Neffen, Nichten und Verschwägerten. Der Kreis derjenigen, die zur Familie hinzugerechnet werden, ist heute größer als in den 50er Jahren, als wir dies zum erstenmal untersucht haben. Man besucht sich häufiger als damals, man spricht mehr miteinander und – hier sind wir wieder bei unserem Thema – man berät sich und tauscht alte und neue Tips und Hausrezepte aus.

Der Rückzug ins Private hat genau das Klima für die Renaissance der Naturheilmittel erzeugt. Denn wenn es ein Thema gibt, für das man breites Interesse voraussetzen kann, dann ist es das Interesse an Krankheit und Gesundheit. 28% der Frauen bezeichnen sich in Umfragen selbst ausdrücklich als Expertin beim Thema: „Gesunde Lebensweise" und sagen, daß sie öfters anderen in diesem Bereich Ratschläge geben.

Tabelle 8. Umfrage des Instituts Allensbach für Demoskopie zu Informationen über Naturheilmittel (Angaben in %). (Nach Allensbacher Archiv, IfD-Umfragen 1970–1984)

Frage: „Wie sind Sie eigentlich auf Naturheilmittel gekommen – wenn Sie bitte einmal lesen, was hier geschrieben steht: Was davon trifft für Sie persönlich zu?" (Vorlage einer Liste)

	1970	1975	1980	1984
Es sind auf Naturheilmittel gekommen –				
– durch persönliche Empfehlung, Familientradition, guten Ruf dieser Heilmittel	49	52	59	63
Darunter:				
„Menschen, die ich gut kenne, haben mir zu Naturheilmitteln geraten"	33	38	35	42
„In unserer Familie wurden immer schon Naturheilmittel genommen"	26	29	29	30
„Ich hatte schon viel Gutes von Naturheilmitteln gehört oder gelesen und habe sie mir daraufhin verschreiben lassen"	27	25	20	22
– der Arzt verschrieb sie mir, wäre sonst nicht darauf gekommen	22	16	11	9
– war mit chemisch-pharmazeutischen Medikamenten unzufrieden, haben nicht geholfen	16	17	16	15
Darunter:				
„Mir haben die bisherigen Medikamente nicht geholfen, und ich wollte deshalb mal Naturheilmittel ausprobieren"	13	13	12	12
„Für mich war es der letzte Ausweg; als mir alles andere nicht mehr half, da habe ich Naturheilmittel genommen"	5	7	6	5
– nur andere Anlässe angegeben	3	3	3	2
Es haben nur zufällig Naturheilmittel genommen, nehmen sie sonst nicht (auch: keine Angabe)	10	12	11	11
	100	100	100	100

Auf die Frage an Personen, die selbst in der letzten Zeit Naturheilmittel angewandt oder eingenommen haben,: „Wie sind Sie eigentlich auf Naturheilmittel gekommen?" antworteten 1970 49%: „Durch persönliche Empfehlung, Familientradition, guten Ruf dieser Heilmittel". In der letzten größeren Erhebung zu diesem Thema sagten das sogar 63%. Der direkte Hinweis auf gute Bekannte, die zu Naturheilmitteln geraten haben, stieg im gleichen Zeitraum von 33 auf 42% (Tabelle 8).

Für das gestellte Thema sollte man sich die soziale oder, besser gesagt, die alltagskulturelle Umstrukturierung unserer Gesellschaft vergegenwärtigen. Die Akzentuierung des Privatbereichs, von Familie, Freundschaft, Bekanntschaft und Nachbarschaft, der Ausbau der kleinen inoffiziellen Kommunikationsnetze korrespondiert nämlich mit einer Distanzierung von den offiziellen, großen, institutionalisierten Systemen. Das muß nicht unbedingt auf eine Abkopplung hinauslaufen, aber es gibt doch deutliche Tendenzen zu einer Marginalisierung zumindest auf der Ebene der Bedeutung, die die Menschen den Institutionen zumessen.

Das alles gilt für den Bereich der Politik, den Bereich des Berufslebens und gilt genauso auch für unser institutionalisiertes, im großen und ganzen ja durchaus chemotherapeutisch orientiertes Gesundheitssystem. So wie es generell eine Tendenz gibt, vom Experten Abschied zu nehmen, so ist es sicherlich bezeichnend, daß der Weg zur Homöopathie ganz offenbar in der Breite ohne die Medizinexperten gesucht wurde. Noch einmal die Frage an Naturheilmittelkonsumenten: „Wie sind Sie eigentlich auf Naturheilmittel gekommen?" – 1970 kam von 22% derjenigen, die so befragt wurden, ein Hinweis auf den Arzt: „Der Arzt verschrieb sie mir, ich wäre sonst nicht darauf gekommen." Vierzehn Jahre später gab es solche Hinweise nur noch zu 9%.

Daß die Hinwendung zu den Naturheilmitteln eher mit alltagskulturellen Klimaveränderungen als mit ganz konkreten schlechten Erfahrungen zu tun hat, kann man ganz klar daran ersehen, daß sich die Zahl derjenigen, die ihren Versuch mit Naturheilmitteln als Konsequenz ihrer schlechten Erfahrung mit chemisch-pharmazeutischen Medikamenten beschreiben, zwischen 1970 und 1984 so gut wie gar nicht verändert hat. 1970 gaben 16% der Naturheilmittelverbraucher eine solche Begründung, 1984 15%.

Abschied vom Experten

Im Bereich des Gesundheitswesens haben wir dafür auch den Begriff der „Selbstmedikation", die ja zum Zweck der Kostendämpfung seit 1983 gesundheitspolitisch sozusagen verordnet ist. So können wir aus den Zahlen über den Verbrauch rezeptfreier Medikamente in den letzten Jahren, aus den Zahlen etwa über den Mehrverbrauch rezeptfreier Schmerz-, Schnupfen- und Hustenmittel und Vitamintabletten, nicht viel mehr ablesen als dies: daß die Hausärzte all diese nicht unbedingt verschreibungspflichtigen Bagatellmedikamente kaum noch – oder jedenfalls nicht mehr im früheren Umfang – verschreiben dürfen. In den Bereichen, in denen es ernst wird, gibt es bei den rezeptfreien Medikamenten so gut wie keine Veränderungen (Tabelle 9).

Ob es allerdings nicht längst auch schon im Schmerzmittelbereich, in dem wir ja gegenwärtig den stärksten rezeptfreien Verbrauch haben, ernst wird – ich denke an die zunehmende Arzneimittelabhängigkeit, an Nierenschäden usw. –, darüber müssen die Gesundheitspolitiker mit den Medizinern und Kassenfunktionären neu nachdenken. Immerhin: 32,8% berichten, daß sie in den letzten 3 Monaten Mittel gegen Kopf- oder Zahnschmerzen benutzt haben, und noch einmal 19,4% von Mitteln gegen Halsschmerzen. Die Bundesbürger schlucken pro Jahr rund 1000 Tonnen Schmerzmittel. Mehr als 900 Tonnen werden davon ohne ärztliche Verschreibung benutzt.

Tabelle 9. Umfrage des Instituts Allensbach für Demoskopie zur Verwendung rezeptfreier Medikamente und Heilmittel (Bevölkerung ab 14 Jahre) (Angaben in %). (Nach Allensbacher Archiv, Allensbacher Werbeträgeranalysen 1978–1986)

	1978	1980	1982	1984	1986
Verwendung in den letzten 3 Monaten					
Mittel gegen Zahnschmerzen, Kopfschmerzen	24,8	22,0	22,8	24,3	32,8
Mittel gegen Schnupfen	11,4	11,5	12,4	15,1	19,1
Mittel gegen Halsschmerzen	11,0	9,5	10,8	12,6	19,4
Hustensaft, Hustentropfen	9,0	9,7	9,5	12,7	17,0
Vitamintabletten oder Vitaminbrausetabletten	8,7	10,0	11,6	13,0	15,9
Mittel zur Desinfektion von Mund und Rachen	10,6	9,0	9,6	9,7	11,9
Einreibemittel zum Vorbeugen gegen Sportverletzungen	–[a]	–[a]	6,3	6,6	8,7
Mittel zur Regulierung der Verdauung, gegen Verstopfung	8,9	10,1	9,3	10,3	7,9
Mittel gegen Ischias, Rheuma, Gelenkschmerzen	4,1	5,7	5,9	6,8	7,8
Andere Fußpflegemittel	–[a]	–[a]	–[a]	7,1	7,0
Massageöl	–[a]	–[a]	–[a]	–[a]	6,6
Tabletten, Tropfen oder andere Mittel gegen Nervosität, zur Beruhigung	5,2	6,6	7,0	6,8	6,1
Herz- und Kreislaufmittel	4,8	6,9	5,4	7,2	5,7
Mittel gegen Pickel, Akne, Mitesser	3,6	5,1	5,7	4,4	5,1
Mittel gegen Magen- oder Gallenbeschwerden	4,4	4,9	5,3	5,3	4,9
Tabletten, Tropfen, Saft oder Extrakt zur Stärkung	2,1	3,7	3,0	3,3	4,0
Salben, Dragées zur Pflege der Venen	1,8	2,9	2,7	2,6	3,5
Tabletten, Tropfen, Saft oder Extrakt gegen vorzeitige Alterserscheinungen	1,7	2,6	2,6	2,9	3,3
Mittel gegen Fußpilze	–[a]	–[a]	–[a]	3,1	3,2
Mittel gegen Hautausschlag, Allergie	–[a]	2,6	2,9	2,2	3,1
Mittel gegen zu hohen Blutdruck	–[a]	–[a]	–[a]	–[a]	2,6
Nieren-/Blasenmittel	–[a]	–[a]	–[a]	–[a]	2,1
Mittel gegen zu niedrigen Blutdruck	–[a]	–[a]	–[a]	–[a]	1,5
Schlankheitsmittel	2,6	3,0	3,1	2,2	1,2

[a] Nicht vergleichbar ermittelt.

Die politisch wohl hauptsächlich aus finanziellen Gründen verordnete Selbstmedikation trifft sich aber in diesem Fall – was sicherlich selten genug der Fall ist – sehr genau mit jenem Umdenk-, Umakzentuierungs-, Umwertungsprozeß, der nicht durch den Gedanken an Kostendämpfung in Gang gekommen ist und den ich den *Abschied vom Experten* genannt habe. Das ist ein Prozeß, der längst schon vor 1984 in Gang war. 1978 wurde in repräsentativen Umfragen des Allensbacher Instituts mehreren tausend Befragten ein Dialog vorgelegt, von dem die eine der beiden Positionen so lautete: „Wenn ich mich krank fühle, gehe ich zum Arzt – auch wenn ich meine, daß es nichts Schlimmes sein kann. Daß ich

Tabelle 10. Umfrage des Instituts Allensbach für Demoskopie zur Selbstmedikation (Angaben in %). (Nach Allensbacher Archiv, Allensbacher Werbeträgeranalysen 1978 und 1986)

Frage: „Würden Sie bitte einmal lesen, worüber sich diese beiden Männer/Frauen hier unterhalten?" „Welcher/Welche von beiden macht es so, wie Sie sich meist verhalten – der/die Obere oder der/die Untere?"		
	1978	1986
Der/die Obere: „Wenn ich mich krank fühle, gehe ich zum Arzt – auch wenn ich meine, daß es nichts Schlimmes sein kann. Daß ich mir auf eigene Faust Medikamente besorge, ohne mich vom Arzt untersuchen zu lassen, das gibt es bei mir nicht."	42	35
Der/die Untere: „Ich finde, man braucht nicht mit jeder Kleinigkeit zum Arzt zu gehen. Wenn ich mich krank fühle und denke, daß es nicht so schlimm ist, besorge ich mir in der Apotheke Medikamente; da brauche ich keinen Arzt."	44	49
Unentschieden, keine konkrete Antwort	14	16
	100	100

mir auf eigene Faust Medikamente besorge, ohne mich vom Arzt untersuchen zu lassen, das gibt es bei mir nicht." Die andere Position war so umschrieben: „Ich finde, man braucht nicht mit jeder Kleinigkeit zum Arzt zu gehen. Wenn ich mich krank fühle und denke, daß es nicht so schlimm ist, besorge ich mir in der Apotheke Medikamente; da brauche ich keinen Arzt." Die Frage, die in den demoskopischen Interviews jeweils gestellt wurde, hieß: „Welcher von beiden macht es so, wie Sie selbst sich meist verhalten?"

Damals identifizierten sich 42% mit der ersten Position: „Wenn ich krank bin, gehe ich zum Arzt... Auf eigene Faust ohne ärztliche Untersuchung besorge ich mir keine Medikamente", und 44% vertraten den Standpunkt der Selbstmedikation zumindest für Bagatellerkrankungen: „Ich finde, man braucht nicht mit jeder Kleinigkeit zum Arzt zu gehen, man kann sich auch selbst ein Medikament aus der Apotheke besorgen." Zuletzt 1986 hatte sich die Zahl derjenigen, die sich mit der ersten Position identifizierten, um 7 Prozentpunkte auf 35% verringert, während zur Beschreibung der Selbstmedikation anstatt 44 nun 49% sagten: „So mache ich es auch" (Tabelle 10).

Wie oben schon gesagt, liegt es nicht nur an der gesundheitspolitischen Neugestaltung der Verordnungspraxis von 1984, daß mehr und mehr Menschen dazu neigen, nicht mit jeder Kleinigkeit zum Arzt zu laufen, sondern es besteht auch ein Zusammenhang zur Aufwertung des privaten Beziehungsnetzes, das in den letzten Jahren zwischen den Menschen stärker ausgestaltet worden ist. Es ist nicht neu und es ist wohl kein Sakrileg, wenn man sagt, daß der Arztbesuch und das Verschreiben von irgendwelchen Mittelchen über ihre rein medikamentöse oft auch eine psychische, oder sagen wir psychosomatische Wirkung hat. Der

Tabelle 11a. Umfrage des Instituts Allensbach für Demoskopie zum Arztbesuch auch bei Kleinigkeiten (Angaben in %). (Nach Allensbacher Archiv, Allensbacher Werbeträgeranalyse 1978)

	Alleinlebend	Im Zweipersonenhaushalt	In einem Haushalt mit mehr als 2 Personen lebend
Bevölkerung insgesamt	47	45	40
Altersgruppen (Jahre)			
14–29	38	38	38
30–44	36	37	41
45–59	47	47	41
60 und älter	55	51	45

Tabelle 11b. Umfrage des Instituts Allensbach für Demoskopie zur Selbstmedikation bei Frauen (Angaben in %). (Nach Allensbacher Archiv, Allensbacher Werbeträgeranalyse 1978)

	Alleinlebend	Im Zweipersonenhaushalt	In einem Haushalt mit mehr als 2 Personen lebend
Insgesamt	37	41	43
Altersgruppen (Jahre)			
14–29	46	40	43
30–44	46	46	44
45–59	33	43	44
60 und älter	34	38	41

Arzt kann selbst ein wunderbares Beruhigungsmittel sein. Der Arztbesuch soll manchmal auch aus einer Unsicherheit heraushelfen, in der man dem eigenen Körper gegenüber steckt.

Die Formulierung zur ersten Position unseres Dialogs läßt diese Verunsicherung durchaus deutlich anklingen. Je weniger Menschen in Kontakt mit anderen Menschen leben, um so stärker neigen sie dazu, diese Formulierung für sich als passend zu empfinden. Das gilt v. a. für Frauen im Alter über 44 Jahren. Aus dieser Altersgruppe sagt mehr als jede zweite alleinstehende Frau, daß sie vorsichtshalber auch bei Kleinigkeiten zum Arzt geht; gleichaltrige Frauen aus Haushalten mit mehr als 2 Personen sagen das nur zu 43%. In puncto Selbstmedikation gibt es bei den über 44jährigen Frauen je nach Haushaltsgröße die umgekehrte Treppe. Je mehr Personen um eine Frau herum sind, um so stärker neigt sie zur Selbstmedikation (Tabelle 11a, b).

Auch die kleinen Leiden können verunsichern, wenn man die Erfahrungen über dieses oder jenes Symptom nicht dauernd austauschen und sich im Gespräch und am Erfahrungsschatz der anderen nicht immer aufs neue ihrer Harmlosigkeit vergewissern kann. Die Verdichtung der Nahbeziehung, der Rückzug

Tabelle 12. Umfrage des Instituts Allensbach für Demoskopie zum Einsamkeitsgefühl 1949–1986 (Angaben in %). (Nach Allensbacher Archiv, IfD-Umfragen 222, 256, 2095, 3082, 4068)

Frage: „Fühlen Sie sich manchmal einsam (sehr allein)?"

	September 1949	August/ September 1963	Mai/Juni 1973	Mai 1980	Februar/ März 1986
Ja, häufig	19	12	7	7	6
Ja, manchmal	25	19	22	24	23
Selten	10	11	20	25	29
Nein	43	56	49	42	40
Keine Meinung	3	2	2	2	2
Gesamt	100	100	100	100	100

ins Private, den ich an anderem Ort (Piel 1987) auch in seinen problematischen Dimensionen zu umreißen versucht habe, hat sicherlich für sich, daß es heute weniger buchstäbliche Einsamkeit gibt als früher. 1949 sagten uns auf die Frage: „Fühlen Sie sich manchmal einsam, sehr allein?" 19% der Erwachsenen in Deutschland: „Ja, häufig". Jetzt kommt eine solche Antwort nur noch ganz selten. Etwa 6 von hundert Befragten sagen das (Tabelle 12). Und auch die alleinlebenden Frauen im Alter über 44 sind ja nicht durchweg einsam. Allerdings wissen wir, daß Einsamkeit und Vereinsamung in dieser Gruppe wesentlich häufiger ist als in anderen soziodemographisch beschreibbaren Gruppen, so daß wir im Blick auf die über 44jährigen alleinlebenden Frauen sehr gut den Zusammenhang zwischen Selbstmedikation und sozialer Einbindung ablesen können; und zwar mit dem Fazit: Je weniger Menschen in Kontakt mit anderen Menschen leben, um so stärker neigen sie dazu, auch schon bei geringfügigen Anzeichen von Schmerz oder Unwohlsein zum Arzt zu gehen. Wo die kleinen Netze der Lebenswelt und der Nahbeziehungen – wie heute allgemein – dichter werden, nimmt auch die Neigung zur Selbstmedikation zu.

Da dieser Trend einhergeht einerseits mit der Neigung zu Naturheilmitteln und einer zwar nicht unbedingt aus Wissen, sondern eher aus Angst vor Chemie geborenen allmählich größer werdenden Vorsicht im Umgang mit Medikamenten, muß man – glaube ich – in dieser Neigung zur Selbstmedikation nicht generell eine gefährliche Entwicklung sehen. Die Gefahr liegt im Moment – wie schon gesagt – wahrscheinlich v.a. bei den Schmerzmitteln. Eine größer werdende Vorsicht im Umgang mit Medikamenten bemerken wir seit einiger Zeit zumindest im Einstellungsbereich der Menschen. Das ist der Bereich, in dem auch die guten Vorsätze entstehen. Der Weg von den Einstellungen zur konkreten Lebenspraxis mag meistens ebenso weit sein, wie der Weg von den guten Vorsätzen zur Tat. Und trotzdem ändert sich im sozialen Bereich kaum etwas, wenn sich vorher nicht die Einstellungen, das soziale Klima, die öffentliche Meinung geändert haben.

Einstellung zu Medikamenten

Innerhalb eines kleinen Katalogs zur Selbstbeschreibung hält das Allensbacher Institut seit 1975 von Zeit zu Zeit auch einen Punkt parat, der so lautet: „Medikamente, Arzneimittel nehme ich nur ganz selten, nur in der höchsten Not." Männer sagen das eher von sich als Frauen, jüngere Menschen natürlich eher als ältere Menschen. Was uns interessiert, ist jedoch, ob man an diesem Punkt im Laufe der Jahre einen Einstellungswandel ersehen kann.

Wenn man sich die Ergebnisse der Bevölkerung insgesamt anschaut, dann ist dieser Wandel nur sehr schwach erkennbar. 1975 sagten 56% der Befragten von sich, daß sie Medikamente nur in höchster Not nehmen würden. 1984 sagten dies 61%. Bei den älteren Menschen im Alter über 59 Jahre gibt es in diesem Punkt überhaupt keine Veränderung. Einen Einstellungswandel können wir aber deutlich bei den jungen Menschen ablesen. Junge Menschen aus der Gruppe der 16- bis 29jährigen sagten 1975 zu 66%, daß sie nur in höchster Not zu Medikamenten greifen würden. 1982 bekannten sich 72% zu dieser Einstellung. Zuletzt 1984 schließlich schon 77% (Tabelle 13).

Speziell auf die schmerzstillenden Mittel gemünzt hat das Institut für Demoskopie Allensbach 1959 zum erstenmal folgende Dialogfrage in seinen Interviews gehabt: „Hier unterhalten sich zwei Männer (bzw. je nach Geschlecht des Befragten) zwei Frauen". Die Dialogpositionen, die dem Befragten auf einem Bildblatt an die Hand gegeben wurden, besagten einerseits: „Schmerzstillende Mittel nehme ich nur dann, wenn es wirklich nicht mehr anders geht. Solche Mittel sind doch auch schädlich." Und andererseits: „Wenn ich Schmerzen habe, dann nehme ich möglichst gleich immer ein schmerzstillendes Mittel. Warum sollte ich mich auch mit Schmerzen quälen." Die Frage im Interview war: „Wie machen Sie es, so wie in dem ersten oder so wie in dem zweiten Statement?"

1959 sagten 71% sowohl der Männer als auch der Frauen, sie würden schmerzstillende Mittel nur dann nehmen, wenn es wirklich nicht mehr anders geht. 26% (wiederum der Männer und der Frauen) sahen allerdings keine Probleme: „Warum soll ich mich mit Schmerzen plagen?" (Tabelle 14a). Das ist die Einstellung, die der polnische, heute in Amerika lehrende Philosoph Leszek Kolakowski Anfang der 70er Jahre als typisch für die säkularisierten Gesellschaften beschrieben hat. Kolakowski (1973) sprach damals im Blick auf die ihre Sinndefizite durch Konsum und Betäubung kompensierenden Massengesellschaften von einer „Kultur der Analgetika". In der „Kultur der Analgetika" komme der Schmerz, der ja sowohl unter physiologischen Gesichtspunkten als Warnsystem als auch unter soziopsychologischem Blickwinkel als ein Widerstand gegen Leichtfertigkeit, gegen erschlaffenden, persönlichkeitsschwächenden Hedonismus und – verhaltenspsychologisch betrachtet – als Solidaritätsauslöser sehr wohl auch einen positiven Sinn hat, nur noch als etwas vor, das abgeschafft werden soll.

Abschied vom Experten

Tabelle 13. Auszug aus einer Umfrage des Instituts Allensbach für Demoskopie zur Einnahme von Medikamenten 1975–1984 (Angaben in %). (Nach Allensbacher Archiv, IfD-Umfragen 3016, 4005, 4084)

Frage: „Auf diesen Karten stehen Beschreibungen, wie man sein kann. Könnten Sie bitte alle herauslegen, bei denen Sie sagen würden: so bin ich auch, das trifft auch auf mich zu?"

	1975	1982	1984
Medikamente, Arzneimittel nehme ich nur ganz selten, nur in der höchsten Not –			
Bevölkerung insgesamt	56	60	61
Männer	62	64	64
Frauen	52	56	58
Altersgruppen			
16- bis 29jährige	66	72	77
30- bis 44jährige	66	67	70
45- bis 59jährige	52	56	54
60jährige und ältere	39	41	40

Tabelle 14a–c. Umfrage des Instituts Allensbach für Demoskopie zur Einnahme schmerzstillender Mittel (Angaben in %). (Nach Allensbacher Archiv, IfD-Umfragen 1037, 4089; Mai 1987)

Frage: „Hier unterhalten sich zwei Männer bzw. Frauen. Wie machen Sie es, so wie der/die Obere oder so wie der/die Untere?"

	Männer		Frauen	
	1959	1987	1959	1987
Der/die Obere: „Schmerzstillende Mittel nehme ich nur dann, wenn es wirklich nicht mehr anders geht. Solche Mittel sind doch auch schädlich."	71	84	71	78
Der/die Untere: „Wenn ich Schmerzen habe, dann nehme ich möglichst gleich immer ein schmerzstillendes Mittel. Warum sollte ich mich auch mit Schmerzen quälen?"	26	13	26	20
Unentschieden, keine konkrete Angabe	3	3	3	2
	100	100	100	100

Kolakowski sah die „Kultur der Analgetika", die sich in allen Industriestaaten in West und Ost herausgebildet hatte, im Zusammenhang mit der Einsamkeit, die David Riesman z.B. in seinem Buch *Die einsame Masse* als Phänomen der modernen Massengesellschaften beschrieben hat. „Die Kultur der Analgetika ermöglicht die scheinbare Überwindung der Einsamkeit", heißt es bei Kolakowski. „Die Narkotisierung des Lebens" sei aber der Feind der menschlichen Gemeinschaft (1973, S. 118).

Tabelle 14b. Männer (nach Alter)

Frage: „Hier unterhalten sich zwei Männer. Wie machen Sie es, so wie der Obere oder so wie der Untere?"

	16–29 Jahre		30–44 Jahre		45–59 Jahre		60 Jahre und älter	
	1959	1987	1959	1987	1959	1987	1959	1987
Der Obere: „Schmerzstillende Mittel nehme ich nur dann, wenn es wirklich nicht mehr anders geht. Solche Mittel sind doch auch schädlich."	71	75	73	87	70	87	73	89
Der Untere: „Wenn ich Schmerzen habe, dann nehme ich möglichst gleich immer ein schmerzstillendes Mittel. Warum sollte ich mich auch mit Schmerzen quälen?"	28	20	23	11	28	10	23	8
Unentschieden, keine konkrete Angabe	1	5	4	2	2	3	4	3
	100	100	100	100	100	100	100	100

Mit der Zunahme von privater Geselligkeit, mit der Verdichtung der kleinen Netze im unmittelbaren Lebensnahbereich, mit der Reduzierung krasser Vereinsamungsfälle scheint es zugleich auch Zeichen für eine allmähliche Veränderung des leichtfertigen Umgangs mit schmerzstillenden Mitteln zu geben. Statt der 26% Männer, die davon sprechen, daß sie „möglichst gleich immer ein schmerzstillendes Mittel" zur Hand haben, weil sie keine Lust haben, sich lange mit Schmerzen zu quälen, zeigen jetzt, d. h. in einer Umfrage vom Mai 1987, nur noch 13% eine solche Haltung. Vor allem bei den älteren Männern, in der Altersgruppe der 60jährigen und älteren scheint die Bereitschaft, zu Schmerztabletten zu greifen, auf eine ganz erstaunliche Weise abgenommen zu haben. 1959 sagten 23%: „Warum sollte ich mich mit Schmerzen quälen." In unserer gerade ausgewerteten Mai-Umfrage gibt es eine solche Äußerung in dieser Altersgruppe nur noch zu 8% (Tabelle 14b, c).

Bei den Frauen ist die Richtung der Einstellungsveränderung gegenüber Schmerzmitteln im Grunde die gleiche, die Intensität der Veränderung ist jedoch weniger stark ausgeprägt als bei den Männern. Nur bei den älteren Frauen im Alter über 59 Jahre hat sich, was die Einstellung in diesem Punkt angeht, anscheinend so gut wie nichts verändert.

Tabelle 14c. Frauen (nach Alter)

Frage: „Hier unterhalten sich zwei Frauen. Wie machen Sie es, so wie die Obere oder so wie die Untere?"								
	16–29 Jahre		30–44 Jahre		45–59 Jahre		60 Jahre und älter	
	1959	1987	1959	1987	1959	1987	1959	1987
Die Obere: „Schmerzstillende Mittel nehme ich nur dann, wenn es wirklich nicht mehr anders geht. Solche Mittel sind doch auch schädlich."	73	81	73	79	71	79	72	73
Die Untere: „Wenn ich Schmerzen habe, dann nehme ich möglichst gleich immer ein schmerzstillendes Mittel. Warum sollte ich mich auch mit Schmerzen quälen?"	25	17	25	20	27	19	24	25
Unentschieden, keine konkrete Angabe	2	2	2	1	2	2	4	2
	100	100	100	100	100	100	100	100

Vor dem Hintergrund des Problemkomplexes, der sich aus einem leichtfertigen Konsum von Schmerztabletten ergibt, und vor dem Hintergrund der kulturkritischen Überlegungen von Kolakowski kann man die heute erkennbar werdende vorsichtigere Haltung zu solchen Mitteln nur begrüßen.

Literatur

Festinger L (1957) Theorie der kognitiven Distanz. Herausgegeben von M. Irle u. V. Möntmann. Huber, Stuttgart
Kolakowski L (1973) Die Gegenwärtigkeit des Mythos. Piper, München, S 106–138
Noelle-Neumann E (1984) Chemie und Öffentlichkeit. Wissenschaftler, Manager, Journalisten – Drei Perspektiven. In: Boche G (Hrsg) Chemie und Gesellschaft. Herausforderung an eine Welt im Wandel. Wissenschaftliche Verlagsgesellschaft, Stuttgart Frankfurt, S 175–183
Parsons T (1951) The social system. Free Press, Glencoe/JL
Piel E (1987) Im Geflecht der kleinen Netze. Vom deutschen Rückzug ins Private. Fromm, Osnabrück Zürich
Riesmann D (1958) Die einsame Masse. Eine Untersuchung der Wandlungen des amerikanischen Charakters. Rowohlt, Hamburg

Zielgruppe Arzt:
Bericht aus der Praxis der Pharmaberater

K.-R. Erbe[1]

Dieser Beitrag gibt mir Gelegenheit, einiges berichten zu können, was mein berufliches Leben begleitet hat. Früher was alles besser – so lautet ein oft gehörter Ausspruch, und ich glaube, er stimmt genauso wenig wie der, daß früher *alles* ganz anders war. Einiges jedoch bestimmt!

Als ich 1957 nach 5 Jahren unbezahlter Klinikassistentenzeit und chancenlosem Niederlassungsbemühen einen Weg suchte, eine Existenzbasis zu finden, führte mich mein Schicksal zur Firma Dr. Karl Thomae.

Ich wurde Ärztebesucher – er hieß nur damals noch „wissenschaftlicher Mitarbeiter".

Meine Kollegen waren ein buntes Volk von Ärzten (mit und ohne Approbation), Apotheker, Naturwissenschaftler und ein paar Außenseiter mit einer anderen akademischen Bildung. Die von mir besuchten Ärzte entnahmen meiner Visitenkarte mit unterschiedlichen Gefühlen die Tatsache, daß auch ich ein Kollege war. „Warum machen Sie eigentlich sowas?" Das war eine Frage, die mehr in ihren Augen zu lesen war, als daß sie ausgesprochen wurde. Das war der Zeitpunkt, zu dem der Arzt auf dem Zenit seiner Wertschätzung im Volke stand – *Stern, Spiegel* und *WDR* hatten noch ihre Arbeit vor sich, um die „Halbgötter in Weiß" zu demontieren.

Der Arzt war zu diesem Zeitpunkt noch eine Autorität, die Patienten waren brav und gläubig. – Was der Herr Doktor anordnete, war recht und wurde getan. Die Droge Arzt, die dem Patienten so hilfreich war, stand damals in voller Blüte, Medikamente waren eindeutig Arzneimittel und keine Handelsware – ihre Wirksamkeit direkt proportional der Folgsamkeit der Patienten. Die nach dem Krieg wieder aufstrebende Pharmaindustrie besaß Achtung und Wertschätzung der Ärzte – sie spiegelte sich in kollegialem Verhalten wider, dem man als der Repräsentant einer solchen Firma begegnete. Die Informationsgespräche waren von Wissenschaft geprägt, Beweisführungen mittels Publikationen wurden ohne ungläubige Häme entgegengenommen. Und den Preis eines Medikaments in den Vordergrund zu stellen, wäre einem Stilbruch ganz besonderer Art gleichgekommen.

Zu den seltenen Erlebnissen gehörte die Begegnung mit einer Dame oder einem Herren eines Mitbewerbers – zudem waren diese weitaus mehr Kollegen als Konkurrenten. Fürwahr eine verdammt heile Welt! Die Zeit ging weiter –

---
[1] Wissenschaftliches Büro der Dr. Karl Thomae GmbH, Freiligrathstr. 13, 4000 Düsseldorf 30

das Wirtschaftswunder nahm seinen Lauf, der Wohnstand breitete sich flächenbrandähnlich aus, und mit ihm änderten sich Verhaltensweisen. Auch in der Pharmaindustrie! Mediziner und Naturwissenschaftler verschwanden aus dem Außendienst und erklommen unterschiedliche Chefetagen.

Die Stunde des „Pharmaassistenten" begann. Der Arzt in der Praxis änderte mit dem Auftauchen des wohlausgebildeten Laien seine Verhaltensweise. – Aus seiner Kollegialität wurde Jovialität. Die Pharmaassistenten – zunächst ein Experiment – wurden vom Arzt gern angenommen, brachten sie doch neben Firmenrepräsentanz und Arzneimittelinformationen auch gleichzeitig ein gutes Stück an Sozialgefälle und damit an ärztlicher Überlegenheit mit in das Sprechzimmer ein. Damals – so schwärmen die alten unter den Pharmaassistenten noch heute – stand in vielen Praxen der obligate Kaffee für sie bereit, und mit den Pfefferminzplätzchen von Vivil wurde versucht, den Geruch des nicht abweisbaren Cognacs *vor* dem nächsten Arztbesuch zu kaschieren. Der Pharmaassistent hatte seine erste Bewährungsprobe bestanden. Er wurde zum erfolgreichsten Instrument im Orchester des Mediamix.

Erfolge reizen stets zur Nachahmung. Das war auch damals schon so. Und das Instrument Pharma*assistent* (inzwischen zum staatlich geprüften Pharma*referenten* avanciert) wurde zahlenmäßig vervielfacht. Der Wohlstand galoppierte munter weiter – mit ihm die Anfälligkeit seiner Genießer: Koronarien, Zerebralgefäße und der Stoffwechsel hielten ihm nicht stand. Hochdruck, Infarkte, Diabetes und Gichttophi gaben ein breitwachsendes Betätigungsfeld auch für viele Firmen, denen eigene Forschung stets ein Fremdwort war und blieb. Mangelnde eigene Kreativität bei Innovationen wurde durch Werbedruck ausgeglichen.

Pharmareferentenschulen schossen ebenso aus dem Boden wie Werbeagenturen mit Pharma-Touch.

Die Stunde der werbenden Information hatte begonnen – für nicht wenige allerdings auch die Stunde der informativen Werbung. Damit änderte sich nicht allein das Gesicht der schriftlichen Information in Wort und Bild; sie näherte sich über Spotlights und sogenannte Eyecatcher immer mehr den Regeln der allgemeinen Publikumswerbung. Auch an den Pharmareferenten stellten sich damit weitere und höhere Ansprüche. War er bisher der Überbringer von Botschaften gewesen, *deren Gehalt* – also das *Was* – im Mittelpunkt des Arztgespräches stand, so nahm mit den 70er Jahren zunehmend auch das *Wie* – also die mentale Verpackung – einen bemerkenswerten Platz ein. Und das bedeutete ganz sicher nicht einen Qualitätsverlust für unseren Mann draußen am Arzt, sondern das Gegenteil: den Zugewinn an notwendiger Geschicklichkeit!

Wenn ich mich heute recht erinnere, war das der Zeitpunkt, zu dem ich über Interviews mit mir vertrauten niedergelassenen Kollegen einmal versuchte, deren Prioritäten an Wertschätzung gegenüber dem Pharmareferenten zu erfahren.

Die Schwierigkeit bestand darin, *die* Antwort zu erhalten, welche der wirklichen, der ungeschminkten inneren und ehrlichen Meinung der Befragten entsprach – und nicht dessen Rollenspiel, zu dem sich der Studierte gezwungen sehen könnte, mit der erwarteten äußeren Fassade. Meine Frage lautete damals:

Welche der drei *wichtigen* Kriterien, die ein Pharmareferent in eine Gesprächsbeziehung zu Ihnen einbringt, werten Sie am höchsten?

Wohlbemerkt, alle 3 dieser Kriterien sind von Bedeutung und wichtig: Ist es das *Wissen* des Gesprächspartners, ist es sein *Engagement* oder ist es die *Sympathie*, welche er bei Ihnen erweckt?

Das Ergebnis glich einem DDR-Wahlergebnis – nahezu 100% entschieden sich für *einen* Spitzenreiter: die Sympathie! An der 2. Stelle stand hochprozentig sein Engagement – gefolgt vom Wissen. Nochmals und wohlgemerkt: alle 3 Kriterien waren unabhängig von der Folge von hoher Bedeutung.

Lassen Sie mich im Anschluß daran ganz verstohlen einmal die Frage stellen, ob diese Sympathie wohl auch für die Präferenz einer Verordnung eine Rolle gespielt haben mag – handelt es sich doch jeweils aus ärztlicher Ethik gesehen um eine Entscheidung zum besten des Patienten. Sie hat! Und das ethisch Versöhnende für diese Entscheidung, unter Einbeziehung der Sympathie, ist die Tatsache, daß es sich grundsätzlich bei dieser Entscheidung um durchweg reputable Präparate gehandelt hat. Auf die Frage, ob diese Sympathiehilfe auch in unseren Tagen heute noch eine Rolle spielen mag, möchte ich am Ende meiner Betrachtungen noch einmal eingehen.

Eines war jedoch damals klargeworden: Bei der Auswahl des künftigen Pharmareferenten war neben der Qualifikation, um wissenschaftliche Information zu vermitteln, ein weiteres Kriterium bewußtgeworden: die Sympathie – das Siegfriedauge war geboren! Auch meinen ärztlichen Kollegen der Praxis möchte ich ein Kompliment dafür nicht vorenthalten: sie hatten sich neben der Fachqualifikation des Pharmareferenten für etwas sehr Menschliches, für die Sympathie entschieden. Denn die Sympathie, als ein ausgesprochen positives emotionales Element ist nicht die schlechteste Empfindung, auch im Umgang mit dem eigenen Patienten.

Eng verwandt der Sympathie war und bleibt das Engagement. Ich persönlich glaube nicht, daß man Engagement erlernen kann. Man kann es auch nicht antrainieren – deshalb ist Engagement für mich mehr eine Eigenschaft und nicht unbedingt eine Fertigkeit. Seitdem suche ich solche Menschen, wenn es gilt, neue Pharmareferenten zu finden. *Engagierte* Menschen, falls sie nicht zum Fanatiker abgleiten – sind mir sympathisch. Jemand, der seine Aufgabe nicht allein ernstnimmt, sondern auch für sie lodert und für sie brennt, der kann auf die Dauer nicht unerfolgreich sein.

Wir alle erleben in anderen Bereichen solche Engagierten – ich nenne sie auch „Selbstbeauftragter" –, und wir alle sind ihnen weitgehend ausgeliefert, etwa wenn wir ein Auto kaufen, einen Fernseher oder nur einen neuen Artikel im Feinkostgeschäft. Wir alle wissen, wie schwer es ist, sich ihrer liebenswerten Umarmung zu entziehen.

Engagement schließt für mich Begeisterungsfähigkeit mit ein. Und ich glaube nicht nur daran, daß diese Eigenschaft des Pharmareferenten absatzfördernd wirkt, ich bin mir sicher, daß dieses Engagement einen Impuls auslöst, der über den Arzt den Patienten erreicht und seinem Wohl, seiner Gesundung dienen wird. Wenn es unserem Mitarbeiter gelingt, dank Sympathie, Engagement und Wissen die Fackel der Begeisterung beim Arzt zu entzünden und sie an den Verordner weiterzugeben, dann wird sie dort brennen und über die Droge Arzt den Patienten erreichen und neben der pharmakologisch erwarteten Wirkung ihren heilsamen Auftrag erfüllen zum Wohle des kranken Menschen.

Wer aus meinen bisherigen Ausführungen entnommen haben mag, daß Arzt und Pharmareferent vor lauter Sympathie und Engagement das Wissen zu gering achten mögen, dem sei ein Blick in Ausbildung und Weiterbildung des Pharmareferenten empfohlen!

Pharmaunternehmen sind wirtschaftlich orientierte und geführte Unternehmen, und der Begriff „Profit" schreckt heute nur noch die Jünger Lenins und die von ihm verführten Agnostiker der Wirklichkeit. Um ökonomisch erfolgreich zu sein, ist es die Verpflichtung der Unternehmensleitungen das vielversprechendste und bewährteste Medium am Markt einzusetzen – und das ist ohne Zweifel der Mensch, der dem Menschen begegnet: der Pharmareferent. Das war kein Geheimnis, das blieb kein Geheimnis, das stand in einer Marktwirtschaft jedem Unternehmen offen – und sei es noch so klein und bedeutungslos. Das war die Stunde der Inflationierung des Pharmareferenten! Inflationierung auf dem Finanzmarkt verringert den Wert des Geldes! Aber auch die Inflationierung der Anzahl von Pharmareferenten brachte naturgemäß Veränderungen mit sich – Veränderungen im Verhalten des Arztes und damit auch Veränderungen im Umfeld des Pharmareferenten.

Es gibt als alte Volksweisheit einen Ausspruch, welcher lautet: „Wo du wirst gut aufgenommen, sollst du nicht gleich wiederkommen!" Er galt in seiner vollen Bedeutung auch für die Pionierzeit des Pharmareferenten, als der *vereinzelte Besuch* für den Arzt noch eine willkommene Unterbrechung des täglichen Patientenstroms bedeutete. Wie schön und nützlich war es doch, Neuheiten zu erfahren über Forschung und Entwicklung. Und für manchen Landarzt weit draußen in der Oberpfalz oder dem Bayrischen Wald war damit auch die Verbindung zur großen und kleinen Welt gegeben. Aber leider gilt diese alte Volksweisheit auch im umgekehrten Sinne.

Und so änderte sich mit der steigenden Zahl der täglichen Besuche auch das generelle Verhalten des Arztes – „des Arztes" darf ich eigentlich gar nicht sagen. Denn auch heute gibt es noch das ganze Spektrum der Verhaltensweisen dort.

Allerdings – so meine ich – hat sich daran einiges deutlich verschoben. Vor allem aber haben sich die Randbezirke dieses Spektrums verbreitert. Und diese Verbreiterung des Randspektrums verdanken wir weitgehend dem Zustrom einer jungen Ärztegeneration, welche dem Staat, der Umwelt und dem industriellen Geschehen mit hohem Vorbehalt und unverhohlener Kritik gegenüberstehen — und somit logischerweise auch mit dessen Berührungspunkt: dem Pharmareferenten. Und wenn diese junge Generation von Ärzten sich auch dem althergebrachten Reglement des Empfanges nicht absolut verweigert, so meint doch fast jeder zweite dieser 30- bis 40jährigen, auf den Besuch des Pharmareferenten gut verzichten zu können. Und über 60% sehen für sich Alternativen zu Besuch und Information des Pharmaberaters.

All das wird in einer Umfrage gestützt von einer hohen Kritikbereitschaft, welche bei dieser Arztgruppe 94,8% erreicht. Dabei reicht diese Kritik vom Zweifel an fachlicher Kompetenz über die Mißempfindung wegen Aufdringlichkeit bis hin zu reinen Äußerlichkeiten im Erscheinungsbild des Pharmareferenten.

Unabhängig von jeder Statistik erleben unsere Mitarbeiter es nicht selten in Großstädten und in Ballungsgebieten der 4., 5., 6., 7. und X. Besucher an diesem Tag zu sein. Und da habe ich sogar Verständnis dafür, daß die niedergelassenen Kollegen sich gezwungen sehen, über Selbstschutzmaßnahmen nachzudenken. Ich habe großen Respekt, ja Bewunderung vor denen, die trotz dieser Massierung noch einen jeden Pharmareferenten empfangen und ihm ihr Ohr leihen. Allerdings ist diese Spezies der Kollegen draußen im drastischen Schwinden begriffen. Und es häufen sich — regional unterschiedlich, aber zum Teil beängstigend — die Zahl derer, welche das Mittel der Kontaktzuteilung oder gar der Kontaktsperre einbringen. Dazu zählen Bestellpraxen (in Dortmund z. B. weit über 100), Terminpraxen oder Besuchslimitierungen auf ein oder zwei Kontakte pro Jahr. Und oft liegen diese Termine zu einem Zeitpunkt, welcher die restliche Arbeit des Pharmareferenten deutlich behindert und erschwert.

Ich kenne nicht wenige Fälle, bei denen solche Einzeltermine zeitlich und regional nicht eingehalten werden können. Aber vielleicht liegt gerade das in der Absicht mancher Termingeber.

Man könnte nun sagen, das Regulativ des Arztes sollte in der Selektion der Pharmareferenten liegen. In Abwandlung des Grimmschen Märchens: „Die Guten ins Sprechzimmer, die Schlechten bleiben draußen vor" wäre hier doch sinnvoll Luft zu schaffen. Aber der Arzt, von berufswegen ein Menschenfreund und dazu aufgerufen, Leiden zu mildern und Bedrängnisse zu reduzieren, reagiert (in den meisten Fällen) auch gegenüber dem Menschen Pharmareferenten wie ein Arzt. „Die armen Kerle haben es ja auch schwer, so treppauf, treppab mit den schweren Taschen — und müssen sich doch so allerhand sagen lassen — sie werden ja auch oft gar nicht gut behandelt." — Das und Ähnliches habe ich oft gehört, wenn ich mit niedergelassenen Kollegen darüber nachgedacht habe, wie eine solche Selektion aussehen könnte, welche die Mitarbeiter mit Information und nützlicher Aussage von denen trennt, die außer Billigpreisargumenten und Werbegeschenkchen nichts anzubieten haben. Ja, so schwer kann auch liebenswerte Menschlichkeit das Leben machen!

Zurück zum Thema — zurück zur Fülle der Pharmareferenten aller Couleur in den Praxen. Lassen Sie mich dazu bitte einmal die These aufstellen, daß die

Fülle der Anbieter auf dem Pharmamarkt dabei ist, eine tiefgreifende Veränderung in der mentalen Haltung der Ärzte herbeizuführen. Auf einen kurzen Nenner gebracht: der Weg vom gleichberechtigten Gesprächspartner zum anspruchsvollen, verwöhnten und zum Teil launischen Kunden.

Und lassen Sie mich sogleich noch die zweite These nachschieben: An dieser Entwicklung trägt der Arzt nur den allergeringsten Teil an Schuld – er reagiert nur ganz normal als Mensch und als Verbraucher. Die Schuld an dieser Entwicklung der letzten 20 Jahre liegt weitgehend auf der Seite der pharmazeutischen Industrie. Sie war es nämlich, welche das Rennen um die ärztliche Gunst und damit seine Verordnung nicht allein auf dem Feld der interessanten, nützlichen Fachinformation ausgebaut hat. Zunächst wurde es verlagert in die Bereiche der kleinen Erfreulichkeiten, denen jedoch bald schon der Wettstreit der Ideen folgte, um in der Gunst des Kunden Arzt möglichst weit vorn zu liegen. Dem Imbiß am Abend folgte das Kalte Büffet, dem Dampferausflug auf dem Rhein mit Fortbildungsvortrag und Ehefrauen folgten Flugreisen nach Korfu und Leningrad. Das Karussell der Wohltaten hat begonnen sich zu drehen, und in Abwandlung des olympischen Leitspruches: „höher, weiter, schneller" kann hier gesagt werden: „aufwendiger, köstlicher, teurer." Und wer hier versucht hatte, dem Sog zu entkommen oder gar den Strudel zu stoppen, der blieb nicht allein ein einsamer Rufer in der Wüste – er wurde sehr bald zum Außenseiter des Geschehens.

In über 2 Jahrzehnten haben wir im Bereich Nordrhein-Westfalen für einige hundert Fortbildungsveranstaltungen auf den Ebenen der Universität und der ärztlichen Kreis- und Bezirksvereine gesorgt. Sie dienten über gewonnene Experten (Oberärzte, Chefärzte und selbst Ordinarien) dem ehrlichen Bemühen, unseren niedergelassenen Ärzten praxisnahes Wissen zu vermitteln. Das war ein Dankeschön an unsere Verordner, und ich glaube noch heute, daß wir ihnen das schuldig sind! Und weil auf dieser Welt wohl keine Handlung aus purer Selbstlosigkeit heraus geschieht – man liebt ja sogar um wiedergeliebt zu werden – war es das zweite Anliegen, an diesem Abend Sympathie für Mitarbeiter und Firma zu gewinnen. Auch war es unser Bemühen, unsere Produkte im Reigen der Mitbewerber vom Referenten nicht benachteiligt zu sehen. Das alles halte ich für absolut legitim.

Ich warne jedoch davor, den ärztlichen Kreis für einen Reklameabend zu mißbrauchen – ein solcher verstimmt zu jeder Zeit und ist, wenn überhaupt, nur über einen besonders üppigen Rahmen zu kompensieren. Und genau hier lag aus meiner Sicht ein Knackpunkt im Wandel des Geschehens. Je eindeutiger solche Veranstaltungen das Gesicht der unverhohlenen Reklame annahmen – und ich benutze mit Absicht nicht den Begriff der Werbung – desto deutlicher ließ sich der solche Veranstaltungen besuchende Arzt im Anschluß daran anderweitig entschädigen.

Lange Zeiten haben wir in den 60er Jahren versucht, Fortbildung weitestgehend um ihrer selbst willen anzubieten. Die Themen hatten mit Produktprogramm meist kaum etwas zu tun. Und zu essen gab es auch nichts, weil wir damals noch in dem puristischen Wahn lebten, dem Arzt sei es zuzumuten, seinen Imbiß selbst zu erstehen. Das dauerte nicht allzu lange, bis wir von den Veranstaltungsleitern sanft aber unmißverständlich darauf hingewiesen wurden, daß die Kollegen meist abgehetzt vom letzten Patientenbesuch kämen und ein Imbiß eigentlich drin sein sollte. Wer kann sich einem solchen Argument langfristig dann verschließen. Der Imbiß war auch bei uns geboren!

Jahrelang blieb es dann beim Imbiß – er befriedigte die Notdurft des Leibes (stillte den ärgsten Hunger) und gab noch dazu die Gelegenheit zum kollegialen Gespräch nach dem Vortrag. Und dann vollzog sich auch hier ein partieller Wandel! Ich sage ganz bewußt: ein *partieller* Wandel, denn auch heute gibt es noch zahlreiche ärztliche Kollegen im Amt des Vorsitzenden, dem der gute Vortrag und sonst gar nichts von Wert und Bedeutung ist, und diese sind nicht wenige! Es gibt aber auch jene, die es wagen, die Zusage für die Organisation einer solchen von uns gesponserten Fortbildungsveranstaltung vom lukullischen Rahmen hinterher abhängig zu machen. Wenn ihnen das gelingt – und es gibt eine Unmenge von Firmen, bei denen das gelingt –, dann steigt auch gleichzeitig sein Ansehen bei einer großen Zahl seiner Kollegen. Er ist ein toller Kerl und wird selbstverständlich beim nächsten Mal wiedergewählt werden.

Ich berichte Ihnen von einem extremen Fall, auf den wir vor vielen Jahren einmal hereingefallen sind. Es war einmal – so beginnen viele Märchen, aber dies ist kein Märchen, wenn es auch so klingt – es war einmal in einer westdeutschen Großstadt ein privater Zusammenschluß von Fachärzten, welcher unseren Mitarbeiter wissen ließ, daß man an unserem Filmmaterial sehr interessiert sei. Man sei allerdings gewohnt, dazu einen Imbiß einzunehmen und man organisiere ihn immer selbst. Einfältig, wie wir damals noch waren, sagten wir zu – aber spätestens bei der Nennung des Hotels hätten wir stutzig werden müssen: es war eine der ersten Adressen – und das selbst für Feinschmecker!

Der Imbiß erwies sich dann auch am Tage X als ein Kaltes Büffet – edel, nobel und alles vom Feinsten. Dem Mitarbeiter mit Filmgerät wurde der Nebenraum zum Aufbau zugewiesen, und er vermeldete dann der durch Aperitifs schon wohlgelaunten Gesellschaft den Countdown der Vorführung. Welch Erstaunen allerdings bei unserem Mitarbeiter, daß sich nur einer der Ärzte zögernd erhob, um als Pflichtpublikum mit in den Nebenraum zu gehen, wo dann das Fortbildungsgeschehen zu zweit ablief, während es sich die übrige Gesellschaft nebenan wohlsein ließ. Vielleicht hatte man darum gelost, und der Fortbildungsarzt hatte verloren!

Der gelungene Abend nahm seinen geplanten Verlauf. Und unser Mitarbeiter konnte berichten, daß er nach dem Abbau des Gerätes und bei seiner Verabschiedung noch vernahm, daß auch für das nächste Meeting dieser Art bereits ein Sponsor ins Netz gegangen war – oder sollte es dieser vielleicht schon gewußt haben und dennoch willfährig zur Stelle gewesen sein?

Und weil dies wie ein Märchen klingt, sei auch der Abschluß wie ein solches formuliert: „Und so lebten sie in Saus und Braus, und wenn die Dummen oder die Würdelosen (wie man sie auch nennen kann) nicht aufgehört haben zu existieren und solches zu finanzieren, dann treiben sie es heute noch!"

Wir jedenfalls haben daraus gelernt und sagen auch ein klares „Nein, danke", wenn es wieder einmal zu dick kommt. Damit hier kein falsches Bild aufkommt — es gibt auch den anderen noch — und das nicht ganz selten: den guten alten pflichtgetreuen und auch heute noch selbstlosen Hausarzt, dem solche Stories die Röte ins Gesicht treiben, und man weiß es nicht genau, ist es die Scham oder ist es die Wut über solche Kollegen! Und weil auf Erden fast alles seinen Grund hat, sei mir doch die Frage gestattet, wie es zu all dem wohl gekommen ist? Denn der Arzt konnte doch immer nur so viel in Anspruch nehmen, wie ihm von seiten der Industrie bereitwilligst gewährt wurde.

Ist es ein Wunder, wenn er heute Dinge als Selbstverständlichkeit von uns erwartet, die ihm im falsch verstandenen Wettkampf um seine Gunst über Jahre hin aufgedrängt wurden. Mitunter bin ich des Erstaunens auch heute noch voll, wenn man erlebt, was sich Manager oder deren Agenturen einfallen lassen, um noch ein Quentchen „exclusiver" zu sein als der Mitbewerber. Und da sollte doch noch einer sagen, es gäbe keinen Wettbewerb mehr!

Aber gut hat uns das alles nicht getan — auch nicht aus der Sicht von Otto Normalverbraucher oder des sogenannten „kleinen Mannes", der als Patient oder potentieller Patient gierig die Stories über verallgemeinertes Fehlverhalten *der* Ärzte und *der* Pharmaindustrie verschlang. Weil im Journalisten-Einmaleins die Story: „Mann beißt Hund" stets wirksamer ist als „Hund beißt Mann", war es weitaus attraktiver, Arzt und Pharmaindustrie Arm in Arm darzustellen mit dem einzig gemeinsamen Ziel, das große Geschäft mit der Krankheit der Menschen zu machen, als vom pflichtgetreuen und opferbereiten Landarzt zu berichten, der so manche Stunde der Nacht am Bett seiner schwerkranken Patienten verbrachte, oder über die Risikobereitschaft forschender Unternehmen und der Rarität des belohnenden großen Wurfes.

Alle, die daran mitgearbeitet haben, das Vertrauen des Patienten auch auf diesem Wege zu untergraben, können den traurigen Ruhm für sich in Anspruch nehmen, einen entscheidenden Faktor der Gesundung zerstört zu haben: die so wichtige mentale Droge Arzt!

Lassen Sie mich noch einen kurzen Augenblick beim Patienten verweilen. Auch er gehört ja zum Umfeld des Pharmareferenten. Hat er sich wohl dem Wandel entzogen? Ich meine: nein! Und das war wohl auch gar nicht möglich! Wer kann es wohl schadlos vertragen, jeden Tag von allen Medien zu hören, wie mündig man sei. Und daß man sich eigentlich durch Forderungen an Staat, Gesellschaft und Institutionen erst so richtig als freier Bürger profilieren kann. Mit Geld erscheint fast alles erwerbbar. Und die Trommler der Zwietracht haben es längst vollbracht, in den Hirnen der Menschen auch den *absoluten Anspruch* auf Gesundheit zu verankern. Mündig und aufgeklärt, wie man ist, versteht man als

Patient oft mehr von seiner Krankheit als der Arzt – ganz sicher weiß man aber, daß der lästige Vertreter der Pharmaindustrie im Wartezimmer neben einem selbst dem Arzt sogleich neue Giftigkeiten offerieren wird.

Man hat da so seine Erfahrungen. Und Sandoz ist ja nur die Spitze des Eisbergs, der sichtbar wurde. Pharma wird mit Chemie gleichgesetzt und gehört ganz klar zu den ungeliebten Institutionen im Lande! Das Leben des Pharmareferenten im Wandel der Zeiten ist schwerer geworden, und jede Firma tut gut daran, sich dieses bewußt zu machen!

Er, der Pharmareferent, der wichtigste und einzige lebende Kontakt einer Firma zu ihrem Kunden, dem Arzt, braucht mehr denn je Aufmerksamkeit, Wertschätzung und motivative Zuwendung.

Wenn ich mein Thema auch mehr als eine Totalskizze aufgefaßt habe – als eine Milieuschilderung des *allgemeinen* Wandels aus der Sicht des Pharmareferenten, so sei hier doch noch eines kurz umrissen: das Arzneimittel selbst! Es trägt in der Zweisamkeit zwischen Arzt und Pharmareferenten nur einen anderen Namen: es heißt Ärztemuster. Aus der gleichen Produktionscharge entnommen wie das Arzneimittel selbst, ändert sich dennoch mit seiner Taufe zum Ärztemuster einiges:

Aus der Sicht des Arztes dient es zunächst der Erprobung, daran hat sich auch seit der neuen Gesetzgebung vom 01.02.1987 nichts geändert, welche in dem übergebenen Arzneimittel ausschließlich ein Ansichtsexemplar des Präparates für den Arzt sieht. Das war es natürlich bisher auch schon mit dem Ziel, Packungsaufmachung, Größe, Farbe oder Besonderheit der Tabletten/Dragées/Suppositorien/Tropfen usw. in Augenschein nehmen zu können.

Aus der Sicht des Arztes bedeutet das Ärztemuster auch rasche Information über den Beipackzettel für sich selbst – und die Beantwortung der Frage, ob die *Warnhinweise* und *Nebenwirkungsanzeigen,* welche mitunter einem Horrorkabinett gleichen, seinen sensiblen Patienten überhaupt zumutbar sind.

In der Zeit der Mustermassen bedeuteten Ärztemuster ganz sicher auch Einsparung gegenüber den Kassen. Und nimmt man dies alles an Wertigkeit zusammen, dann bleibt das Ärztemuster eine *nicht unwichtige Entréegabe* für den Pharmareferenten.

Aus der *Sicht dieses Pharmareferenten* wird es – wie soeben gezeigt – zur *Eintrittskarte* (ohne die es natürlich auch geht), aber zur *Krönung des Gespräches* und als Stafettenstab, der vom Pharmareferenten über den Arzt an den Patienten übergeben wird, ist sie sehr nützlich und sinnvoll. Und bitte nicht zu vergessen: die Nützlichkeit des Ärztemuster als der *sichtbar gewordene* Zentralpunkt einer Pharmareferentenaussage.

Bleibt die *Sicht des Patienten:* Hier habe ich ein wenig Schwierigkeiten bei einer klaren Aussage, weil *gerade hier* die *Droge Arzt* einen *Höhepunkt* erreichen muß, um Compliance und damit Wirkung zu erzielen! Es ist ganz sicher ein Unterschied zwischen: „Da habe ich etwas Besonderes für Sie" – oder: „Probieren Sie doch das mal!"

Ich bin mir sogar sicher, daß dieser Droge Arzt bei der Übergabe des Ärztemusters an den Patienten eine ganz besondere Wertigkeit zukommt, weil das Ärztemuster für den Patienten *auch* mit einigen *Negativimpulsen* beladen ist, die es auszugleichen gilt: Man bekommt es geschenkt, es kostet nichts – und was nichts kostet, das kann auch nicht viel taugen in unserer Gesellschaft! Vielleicht hätte der Doktor etwas anderes, etwas Besseres verschrieben, aber er muß halt sparen und hatte gerade davon was herumliegen. Es fehlt das Ritual der Apotheke, der freundlich-gewichtige Pharmazeut, welcher auch das Preisschildchen meist kleben läßt (s. oben).

Und nicht selten spielt beim Ärztemuster auch noch der *Begriff der Erprobung* mit hinein: „Bevor man zum Versuchskaninchen wird, nimmt man das Zeug am besten gar nicht." Und ich spreche aus Erfahrung. Wenn ich, mangels Hausarzt, einmal zu Nachbarn oder Verwandten gerufen werde und mir dabei auf der Suche nach etwas Adäquatem die Hausapotheke der aktuellen Arzneimittel ansehe, finde ich Ärztemuster signifikant häufiger unangetastet vor als Präparate aus der Apotheke.

Meine Frage dazu: Hat es auch hier einen Wandel gegeben beim Ärztemuster? Ganz sicher in einigen Punkten: Die Patienten sind mißtrauischer geworden, und ihre Compliance geringer. Was aber die erwähnten *Grundsätzlichkeiten* angeht, so sehe ich hier nur wenig Veränderung. Dabei habe ich einmal quantitative Veränderungen vernachlässigt, welche mit der Massenabgabe von Arztmustern verbunden waren. Auch hier gilt der alte Leitsatz, daß mit der überzogenen Fülle der Wert des Einzelstückes sinkt – und umgekehrt, was die ersten Erfahrungen der neuen Musterregelung seit dem 1. Februar dieses Jahres zusätzlich unterstreicht.

Zurück zur Totalskizze des Wandels aus der Sicht des Pharmareferenten. Der Wettbewerb um die Gunst des Arztes ging weiter, und glücklich jene Firmen, denen es mittels potenter eigener Forschung, erfolgreichen Lizenzbemühens und/oder Fortune gelang, interessante und vom Indikationsbedarf her erstrebenswerte Innovationen zu erhalten. Sie sind die Glückhaften der Branche, nicht nur, weil nach einer guten und gekonnten Präsentation am Arzt das monetäre Geschehen erneuten Spielraum in Forschung und Marketing einbringen kann. Nein – auch deshalb, weil die fast stereotype Frage des Arztes an den Pharmareferenten: „Was gibt es Neues?" mit einem besonders guten Gewissen beantwortet werden kann.

Lassen Sie mich aus der Sicht dessen, der in seiner Tätigkeit und seinem Herzen dem Außendienst über Jahrzehnte hin verbunden blieb, die wichtige Frage aufwerfen, ob wirklich nur Brandneues mit dem guten Gewissen des aktuellen Informanten vereinbart ist – oder, andersherum gefragt: ob es den Arzt von heute langweilt, auch von Präparaten zu hören, die er kennt und die er vielleicht sogar langfristig schon verwendet. Ich bin mir sicher, daß eine grundsätzliche Abwehrhaltung mit dem Ausspruch: „Kenn' ich alles" sehr, sehr vordergründig sein kann und daß sie sich rasch auflöst, wenn auch nur *eine* wirkliche, ehrliche, echte und interessante Zusatzinformation zur Stelle ist. Für eine solche zu sorgen, ist die Aufgabe eines guten Marketing, welches auch die eigene Forschung und die medizinische Wissenschaft in Permanenz bedrängt, denn Drug-monitoring ist aus der Sicht des Marketing ganz sicher auch eine Holschuld.

Was kann man bei einem bereits verordnenden Arzt Besseres erreichen, als daß er durch weitere Untersuchungen und Ergebnisse eine Bestätigung des eigenen Tuns erfährt? Erfolgreiches Drug-monitoring zwingt den guten Pharmareferenten in einen kontinuierlichen Fortbildungsprozeß. – Seine Qualität unterscheidet sich von Firma zu Firma und reicht bis hin zu jenen, die außer dem Billigpreis gegenüber dem Original absolut nichts anzubieten haben. So sehr der Arzt draußen vom Mitarbeiter einer großen und reputablen Firma neben Sympathie und Engagement die qualifizierte Information heute als eine Selbstverständlichkeit erwartet, so wenig weist er in der Regel den Zeitdieb von sich, der allein die angebliche Ökonomie zum Inhalt seines Gespräches macht und dessen Selbstverständnis sich nicht davor scheut, bei Fragen zur Sache die Empfehlung abzugeben, den Mitarbeiter des Originalherstellers oder dessen Firma selbst einmal anzusprechen.

Nehmen wir diese auf Schmalspur laufenden Vertreter einmal aus, so ist es mehr als eine Impression, daß die wachsende Qualifikation der Pharmaberater von einem beachtlichen Teil der Ärzteschaft wahrgenommen wird. Diesen Vorsprung an Wertschätzung und Kompetenz des Außendienstmitarbeiters für die großen und forschenden Unternehmen aufrechtzuerhalten, ist wohl ein Teil realistischer Überlebensstrategie.

Zur geforderten Qualifikation und Kompetenz – und auch hier wird der Wandel im Zeitgeschehen deutlich sichtbar – gehören heute ohne jeden Zweifel die Umfelddienste des Pharmaberaters als Kommunikationspartner. Das beginnt bei einfachen Filmabenden mit einem kurzen Statement des Pharmareferenten und reicht über die Beratung bei Therapieproblemen über Organisation und Durchführung von Fortbildungsveranstaltungen, die Weiterbildung der Arzthelferinnen über manch andere Stationen bis hin zu gediegenen Kenntnissen über Pharmapolitik oder gesundheitspolitische Probleme.

All dies Bemühen läßt die Frage der Wertschätzung des Mediums Pharmareferent an dieser Stelle erneut aufleben. Und ich besinne mich auf eine Umfrage der Universität Köln vor ein paar Jahren, die ich gern mit eigenen Eindrücken und anderweitig Gelesenem vermenge. Danach steht der Pharmareferent unter den Informationsquellen der *Pharmaindustrie* im Bewußtsein des Arztes mit betont weitem Abstand vor der gedruckten Werbung und anderen Medien. Im Umfeld anderer – nicht firmenspezifischer Informationsmöglichkeiten – erreicht der Pharmareferent naturgemäß nicht diese Wertungshöhen, dennoch sieht ihn fast jeder 2. Arzt als wichtige Informationsquelle zur medikamentösen Therapie.

Wenn dem nun alles so ist: der *Pharmareferent* wird gut ausgebildet, fortgebildet und in angenehmen Verhaltensweisen geschult; der *Arzt* empfängt von ihm gern die interessante, praxisnah aufbereitete Information und wird vom Rundumservice der Industrie fast umzingelt – dann, so meint man, müsse doch heute eitel Sonnenschein über beiden herrschen. Warum gibt es dann neben dem Einverständnis Arzt und Industrie noch so häufige Konfliktstoffe? Konflikte kann es doch eigentlich nur immer dann geben, wenn man die Welt des anderen, seine Bedürfnisse, seine Erwartungen und seine Gefühle nicht kennt – oder sie falsch einschätzt.

Ob der *Arzt* dem Pharmareferenten und seinen Bedürfnissen gerecht wird und entsprechend reagiert, das ist für den Wert der Gesamtbegegnung von sekundärer Bedeutung. Er ist der Chef, er hat den Besucher nicht gerufen – er wird in seiner Hauptaufgabe, Arzt zu sein, unterbrochen, vielleicht sogar gestört –, und von der Information des Einzelbesuches eines Pharmareferenten hängt das Schicksal seiner Patienten wohl ganz selten ab. Alles hängt jedoch für den Pharmareferenten und seinen Erfolg davon ab, ob er bei den Phantomkenntnissen seiner Ausbildungszeiten stehenblieb oder ob es ihm gelang, das täglich und von Mensch zu Mensch variabel pulsierende Leben mit seinen unendlichen Varianten zu erfassen – und adäquat zu reagieren!

Zu den wertvollsten Gütern des Lebens gehört die Zeit – die man schenkt oder die man raubt, auch die des Arztes! Und nicht nur dem Pharmareferenten, auch der erstrebten Verordnung wird es nicht dienlich sein, den Eindruck vergeudeter Zeit beim Arzt zu hinterlassen!

Es gibt dazu ein paar Grundregeln, die ich immer wieder versuche, meinen Mitarbeitern bewußtzumachen. Sie klingen, wie so viele wichtige Dinge im Leben, nach Binsenweisheit – und sie entscheiden doch viel häufiger über die Qualität des Miteinander als man vielleicht als wissenschaftlich gewohnter Denker so meint. Wenn Sie es gestatten, will ich Ihnen hier einige davon nennen:

1) Denke daran: Es ist der freie Wille des Arztes, daß er dir Zeit und Aufmerksamkeit schenkt. Entgelte ihm das durch dein Verhalten!
2) Wisse stets vorher, *was* du inhaltlich sagen willst und *wie* du es dem Individuum Arzt nahebringst.
3) Habe auch Verständnis für die Zeitnot des Arztes, vermeide sprachlichen Leerlauf und Weitschweifigkeit. – Aber: Auch Kurzgespräche haben Anspruch auf Zusammenhänge und Verständlichkeit.
4) Vermeide – wann immer möglich – den Monolog. Ein beteiligter Gesprächspartner zeigt seinen Standpunkt, den es zu berücksichtigen gilt.
5) Jeder Arzt, und sei er der Dreihundertste im Quartal, hat Anspruch auf sein Individualgespräch. Auswendig gelernte „Abhandlungen" werden zu Schallplatten, deren Rillen man kaum mehr verläßt. Der Arzt – in der Diagnose erfahren – erfaßt auch dies allzu schnell, und das Individuum in ihm reagiert zu Recht gekränkt.
6) Eine Aufforderung des Pharmareferenten an mich sollte lauten: „Fordere mich als deinen geistigen Trainer, daß du die Argumente deiner Information

nicht nur äußerlich ‚drauf hast', − verlange von mir, dich dahin zu bringen, daß du sie selbst *innerlich voll akzeptierst.*"

Alles gut − und alles einleuchtend − und dennoch gibt es, trotz allen Bemühens, Konflikte, die vor 2 Jahrzehnten niemand kannte. Vorweg auf einen kurzen Nenner gebracht: Der *Arzt* von heute ist ein *Bedrängter* − und er reagiert als ein solcher! Die *Pharmaindustrie* − auch hier seien große Unterschiede zugestanden − hat sich kommerzialisiert und macht daraus vielfach keinen Hehl mehr, oder, wo doch noch, merkt man die Absicht und ist erst recht verstimmt. Weshalb ist der Arzt von heute im Wandel der Zeit zu einem Bedrängten geworden? Das muß für mein Referat heute eine der abschließenden Fragen sein. Und wenn man mit offenen Augen auf den Kollegen in der Praxis schaut, ist die Antwort kein Problem:

Die Arztdichte ist zum Teil beängstigend angewachsen. Ich kenne Areale, wo sich vor 8 Jahren 3, heute dagegen 7 Ärzte die schwindende Anzahl der Patienten zu teilen haben. Konsequenz: Aus Kollegen wurden Konkurrenten − mit allen Konsequenzen. Selbst ohne Sonntagsdienst bleibt man in Bereitschaft, um keinen Überläufer unter den Patienten zu riskieren. Er, der Arzt, welcher ursprünglich dazu angetreten war, um vor allem anderen dem kranken Menschen zu helfen, − er wird durch solche Umstände gezwungen, gleichzeitig Kaufmann, Werbepsychologe und Manager der eigenen Praxis zu sein.

Und auch mit dem *Vertrauen der Umwelt,* einst das wertvollste Kapital eines Arztes, ist es heute nicht mehr weit her: In den Medien kann man lesen, daß − entgegen eigener Erfahrungen − der Drang zur Fortbildung des Arztes ziemlich stark abgenommen hat. Da ist es kein Wunder, wenn dann Kunstfehler auftreten − so liest man −, und eigentlich gehören solche Leute, die mit der Gesundheit der Versicherten solches Schindluder treiben, auf die Vorstrafenliste. Auch die Kassen trauen ihm nicht mehr so ganz (ob die Liquidationsnummern wohl alle jeder Überprüfung standhalten), weil es einige, wenige schwarze Schafe gab.

Die *Druckwelle der Preisexplosion* im Gesundheitswesen trifft ihn mit voller Härte. Und die Krankenversicherungen, ursprünglich einmal als eine Art Genossenschaft für die Wahrung der legitimen Belange der Kollegenschaft gegründet, überbieten sich teilweise im Eifer der Begrenzung.

Und dennoch: Sein Herz schlägt auch heute noch für das therapeutisch gesicherte, aber teurere Original. Aber seine Ängste, seine Verunsicherungen, ja sein vermeintlicher Selbstschutz zwingen ihn hin zum billigen Generikum. Seine Lobby ist zersplittert, und das Vorbild der Zahnärzte bleibt für ihn ein irrealer Traum.

Manchmal lassen sich physikalische Gesetze auch in emotionale Bereiche des Lebens übertragen − dieses eine bestimmt, daß Überdruck nämlich das Bestreben hat, sich auszubreiten! Da kommt einem das Ventil in Gestalt des Pharmareferenten gerade recht, der noch dazu die Kühnheit besitzt, nicht nur die Güte, Gediegenheit und Zuverlässigkeit des hochpreisigen Präparates zu empfehlen. Was scheren da schon Forschungs- und Entwicklungskosten der Industrie, wenn Ärzte vor Regreß und damit der Bedrohung der Früchte des eigenen Fleißes stehen.

Die Art der Verachtung, mit welcher der „Original"pharmareferent von den „Billigmachern" spricht, von dem gescheiterten Modellversuch in Frankfurt und von den fehlenden Bioäquivalenzen aus den Untersuchungen von Professor Schwabe in Heidelberg, drängen das eh schon schlechte Gewissen des Arztes in negative Bereiche – weil er ja auch zu denen gehört, die sich überwunden haben, um den Schritt zur Zweiklassenmedizin zu tun.

Der *Zwiespalt des Pharmareferenten* in unserer Zeit ist es, in einem Spannungsfeld leben und arbeiten zu müssen. Seine Strahlungsfelder reichen von der *Erwartung des Arztes,* Informationen zu empfangen oder Informationsträger von Mitteilungen des Arztes an die Firma zu sein, bis hin zu den *Erwartungen jeder Firma,* den Umsatz ihrer Präparate spürbar zu beleben.

Welche Prioritäten setzt nun der Pharmareferent für sich selbst zwischen Informationspflicht und Existenzsicherung am Markt? Er kennt die Beurteilungskriterien seiner Firma, bei welcher Leistung auch gleichzeitig Umsatz bedeutet. Und Umsatz steht ganz sicher in Korrelation zur finanziellen Entwicklung des Mitarbeiters. Dieser Konflikt ist nur mit Behutsamkeit lösbar, denn beide Teile (die sachgerechte, ehrliche Information und der angemessene Umsatzerfolg) sind für ein wirtschaftliches Unternehmen mit ethischer Verpflichtung von hoher Bedeutung. Ich bin mir sicher, daß den Augenblickserfolg, der auf Forschheit und Informationsbeugung beruht, ein kurzatmiges Schicksal erwartet. Ein Pharma-Referent, der den Anspruch auf einen Beruf mit Dauererfolgschancen sucht, wird seine Entwicklung hingegen weitaus sicherer auf der *Basis des Vertrauens* aufrichten. Der Zwiespalt im Pharmareferenten erfordert von ihm ein gerütteltes Maß an emotionaler Stabilität. Denn wer vermag es schon in seinem Lebensberuf mehrfach am Tage zu ertragen, beim dienstlichen Gesprächspartner unwillkommen zu sein? Wer ist dabei in der Lage, das alles abzuschütteln, um am nächsten Arzt wieder fröhlich zugewandt und voll motiviert zu sein? Wer kann es ohne innere Bedrängnis schon erdulden, als hochkarätig ausgebildeter Repräsentant seiner Firma von jungen und ungnädigen Arzthelferinnen abgefertigt zu werden oder entgegen den Gesetzen der zwischenmenschlichen Höflichkeit nicht einmal einen Sitzplatz angeboten zu bekommen?

Er muß schon ein besonderes Wesen sein, dieser Pharmareferent, bei welchem sich die dicke Haut des Ertragenkönnens mit der Sensibilität des Wachen, des Reaktionssicheren, des Erfolgreichen paart. Und dennoch gibt es diese besonderen Wesen, und keine Firma sollte je zögern, diesen ihre Wertschätzung wissen zu lassen, weil es sie braucht wie die Luft zum Atmen, um wieder erneut antreten zu können: „sympathisch, engagiert und informativ".

Wenn ich – nun wirklich abschließend – einen Untertitel zum Wertewandel im Verlaufe dreier Jahrzehnte finden sollte, dann würde ich ihn nicht akzeptieren, wenn er lauten würde:

„Aus der heilen Welt in die Bedrängnis des Dschungels."
Aber verändert hat sich sehr vieles!

Sie haben von mir Dinge der Praxis gehört – so wie ich sie sehe. Ich habe ganz bewußt die braven Regeln und Wunschvorstellungen gemieden, welche in jedem entsprechenden Referat die ideale Linie vorzeichnen. Als Mensch mit viel Emotionen habe ich in meinem Referat auch dieser Seite meines Erlebens den Vortritt gelassen. Und vielleicht werden manche von Ihnen sagen, es waren eigentlich Selbstverständlichkeiten. Dann lassen Sie mich antworten: Vielleicht ist es nützlich, in einer Zeit der Wirren wieder einmal an Selbstverständlichkeiten zu erinnern.

Ganz zum Schluß bin ich Ihnen noch ein Wort zur Sympathie schuldig: Auch heute gilt es noch, das Gesetz der Sympathie; aus Ängsten und Bedrängnissen vor Kassen, Regressen und Patientenschwund aber ist es ein wenig blasser geworden in seiner Wirkung und Auswirkung.

Ich meine: schade – und danke Ihnen für Ihre Aufmerksamkeit.

Soziale Differenzierung im Arzneimittelverbrauch: Über die Wechselwirkung von Präventionsverhalten und Arzneimitteleinnahme

U. Härtel[1]

Einleitung

Das Thema dieses Beitrags umfaßt eine Reihe von Fragestellungen, die sich folgendermaßen präzisieren lassen:

1) Welche Zusammenhänge bestehen zwischen Merkmalen der sozialen Differenzierung und der Einnahme von Medikamenten?
2) Welche Zusammenhänge bestehen zwischen Merkmalen der sozialen Differenzierung und präventivem Verhalten?
3) Welche Beziehungen bestehen zwischen der Medikamenteneinnahme bzw. dem Arzneimittelverbrauch und präventivem Verhalten?
4) Wirken die sozialen Merkmale in gleicher Weise auf die Medikamenteneinnahme und das präventive Verhalten?

Da mein Beitrag weniger theoretisch als empirisch orientiert ist, werde ich versuchen, diese Fragestellungen anhand von Ergebnissen der Münchner Blutdruckstudie abzuhandeln (Härtel 1985; Stieber et al. 1982) und zum Vergleich bzw. zur Ergänzung noch einige jüngste Ergebnisse der ersten MONICA-Querschnittsstudie Augsburg 1985 heranziehen (MONICA: *Moni*toring of Trends and Determinants of *Ca*rdiovascular Diseases).

Die vorliegende Untersuchung zielt nicht nur darauf ab, soweit wie möglich die obigen Fragestellungen zu beantworten, sondern soll auch auf einige empirisch-analytische Probleme hinweisen, mit denen man bei einem solchen Thema immer konfrontiert wird.

Methoden

Zunächst soll kurz das Studiendesign der Münchner Blutdruckstudie (MBS) und der MONICA-Studie beschrieben werden: Hauptziel der Münchner Blutdruckstudie 1981 und 1982 war es, Häufigkeit, Bekanntheits- und Behandlungsgrad der Hypertonie in der erwachsenen Bevölkerung Münchens festzustellen (Stie-

---

[1] Gesellschaft für Strahlen- und Umweltforschung mbH, Medis-Institut, Ingolstädter Landstr. 1, 8042 Neuherberg bei München

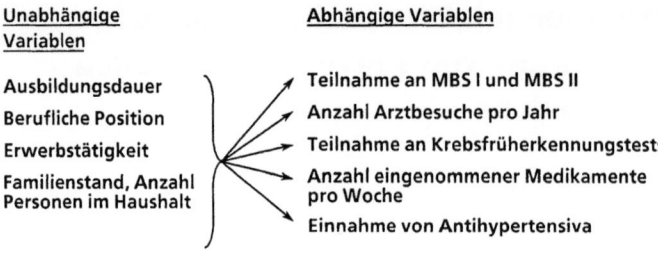

Abb. 1. Übersicht über die untersuchten Zusammenhänge. *MBS* Münchner Blutdruckstudie; weitere Erläuterungen s. Text

ber et al. 1982). Dazu wurde eine Zufallsstichprobe gezogen, die 3400 Personen, Männer und Frauen im Alter zwischen 30 und 69 Jahren umfaßte. Die Beteiligungsrate betrug 70%, was einer Teilnehmerzahl von 2216 Männern und Frauen entsprach.

Die erste MONICA-Querschnittsstudie in Augsburg, auf die hier nicht im Detail eingegangen werden kann, umfaßt 4022 Männer und Frauen im Alter zwischen 25 und 64 Jahren einer zweistufigen Zufallsstichprobe aus der Stadt Augsburg und deren umgebenden Bezirken (Keil et al. 1985). Das Hauptziel dieser internationalen WHO-Studie ist die Analyse des Verlaufs kardiovaskulärer Erkrankungen über einen Zeitraum von 10 Jahren in definierten Populationen in Europa, USA, Asien, Australien und Neuseeland und die gleichzeitige Untersuchung von kardiovaskulären Risikofaktoren in der Bevölkerung (Tunstall-Pedoe 1985).

In München und Augsburg sind bei den Teilnehmern der Studien eine Reihe von sozialen Merkmalen im Rahmen eines Interviews erhoben worden, ebenso eine detaillierte Medikamentenanamnese und Informationen zum präventiven Verhalten. Mit der Augsburger Studie stehen wir jedoch erst am Beginn der Auswertungen, und alle Beispiele, die hier aufgrund der Augsburger Daten genannt werden, sind als vorläufige Ergebnisse zu bewerten.

In Abb. 1 ist dargestellt, auf welche Merkmale und Zusammenhänge hier im wesentlichen eingegangen wird und welche Variablen als „unabhängig" bzw. „abhängig" definiert wurden.

Die wichtigsten Merkmale der sozialen Differenzierung sind für die vorliegende Untersuchung die *Ausbildungsdauer*, die *berufliche Position*, die *Erwerbstätigkeit*, der *Familienstand* und die *Anzahl der Personen im Haushalt*. Das

Merkmal „Krankenversicherung" bzw. die Krankenkassenzugehörigkeit wurde in der Münchner Blutdruckstudie nicht erhoben, allerdings in der MONICA-Studie. Auch darauf wird weiter unten noch eingegangen.

Wie schwierig es ist, präventives Verhalten zu definieren, wird bereits in Abb. 1 erkennbar. Ist z. B. die Einnahme von Antihypertensiva präventiv oder kurativ? Da sie hohen Blutdruck senken und nach Möglichkeit eine Herz-Kreislauf-Erkrankung verhüten soll, ist sie gleichzeitig präventiv *und* kurativ. Der Anteil an Medikamenten, die nur aus Gründen der Vorbeugung von Krankheiten genommen werden, ist schwer abzuschätzen. Dennoch wird im vorliegenden Beitrag die Einnahme von Medikamenten *nicht* als präventives Verhalten gewertet, sondern als Krankheitsverhalten. Die Teilnahme an Krebsfrüherkennungstests und den beiden Blutdruckstudien gilt dagegen als präventives Verhalten.

Ergebnisse

Das erste Ergebnis, das erwähnt werden soll, bezieht sich schlicht auf die Anzahl verschiedener Medikamente, die nach den Angaben der Teilnehmer der Münchner Blutdruckstudie in der Woche vor der Befragung eingenommen wurden −, und zwar differenziert nach Alter und Geschlecht der Befragten (Tabelle 1).

Insgesamt ist auffallend, daß 55,2% der Männer, aber nur 27,8% der Frauen in der Woche vor der Befragung *kein* Medikament eingenommen hatten, d. h., ca. 70% aller Frauen hatten *mindestens ein Medikament* eingenommen. Dabei ist anzumerken, daß nur 1,5% der 3000 Medikamente, die von den Befragten

Tabelle 1. Anzahl verschiedener Medikamente, eingenommen in der Woche vor der Befragung, differenziert nach Geschlecht und Alter (Angabe in %). (Nach MBS I)

	n	Anzahl Medikamente		
		0	1–2	≥ 3
Gesamt	2212	40,7	39,8	19,5
Männer	1040	55,2	30,6	14,2
30–39	302	72,2	26,2	1,7
40–49	325	61,8	27,7	10,4
50–59	232	45,7	35,0	19,4
60–69	181	27,1	37,6	35,4
Frauen	1172	27,8	48,0	24,2
30–39	297	37,7	49,8	12,4
40–49	319	29,2	53,6	17,2
50–59	314	22,3	47,8	30,0
60–69	242	21,1	38,8	40,1

genannt wurden, homöopathische Mittel waren, und 2,3% „Vitamine". 112 Frauen aus der MBS-Population nahmen orale Kontrazeptiva ein.

In der Altersklasse 60–69 Jahre sind die Unterschiede zwischen Männern und Frauen hinsichtlich der Medikamenteneinnahme nicht mehr so groß. Hier gaben 35,4% der Männer und 40,1% der Frauen an, sie hätten 3 oder mehr Medikamente in der vergangenen Woche eingenommen.

Soziale Faktoren und Medikamenteneinnahme

Wie bereits Tabelle 1 gezeigt hat, existieren starke geschlechts- und altersspezifische Variationen im Zusammenhang mit der Medikamenteneinnahme, die natürlich, insbesondere beim Merkmal „Alter", mitbedingt ist durch den in höherem Alter sich verschlechternden Gesundheitszustand. Jede weitergehende Analyse muß also nach den Merkmalen Alter und Geschlecht standardisieren, wenn Scheinzusammenhänge bei der Untersuchung der Korrelationen zwischen sozialen Faktoren und der Einnahme von Medikamenten vermieden werden sollen. Je mehr (Kontroll)variablen wir allerdings einfügen, desto unübersichtlicher und problematischer wird die Darstellung von Verteilungen. Daher wird nur noch eine weitere Häufigkeitsverteilung dargestellt und dann auf die Ergebnisse der multivariaten Regressionsanalysen eingegangen.

Tabelle 2 zeigt für Frauen den Zusammenhang zwischen ihrer Erwerbstätigkeit und der Anzahl eingenommener Medikamente, differenziert nach dem Alter. In der Altersgruppe 30–39 und 40–49 Jahre gab es keine signifikanten Zusammenhänge zwischen der Erwerbstätigkeit und der Einnahme von Medikamenten. Bei den 50- bis 59jährigen Frauen können wir jedoch sehen, daß Hausfrauen signifikant mehr Medikamente einnehmen als erwerbstätige Frauen.

Tabelle 2. Anzahl verschiedener Medikamente, eingenommen in der Woche vor der Befragung, differenziert nach Alter und Erwerbstätigkeit (Angabe in %). (Nach MBS I)

Alter und Erwerbstätigkeit der befragten Frauen	n	Anzahl Medikamente			Signifikanz
		0	1–2	≥3	
30–39 Jahre					n.s.
Erwerbstätig	216	38,4	49,5	12,0	
Nicht erwerbstätig	81	35,8	50,6	13,6	
40–49 Jahre					n.s.
Erwerbstätig	212	29,7	52,4	17,9	
Nicht erwerbstätig	107	28,0	56,1	15,9	
50–59 Jahre					*
Erwerbstätig	181	28,2	43,1	28,7	
Nicht erwerbstätig	133	14,3	54,1	31,6	

* Signifikanter Zusammenhang ($p < 0{,}05$).

Tabelle 3. Einnahme von Medikamenten — Variablen mit signifikanten Haupteffekten. Ergebnisse der stufenweisen *linearen* Regression. (Nach MBS I)

	Regressions-koeffizient	Partieller F-Wert
Männer ($n = 1035$)		
(Konstante)	−1,054	–
Ausbildungsjahre	0,017	7,7
Erwerbstätigkeit	0,216	16,7
Alter	0,010	28,8
Subjektiver Gesundheitszustand	0,184	62,8
Anzahl chronischer Krankheiten	0,347	119,6
Frauen ($n = 1147$)		
(Konstante)	−0,027	–
Erwerbstätigkeit	0,086	5,8
Alter	0,005	7,7
Anzahl Personen im Haushalt	−0,040	6,7
Subjektiver Gesundheitszustand	0,138	34,1
Anzahl chronischer Krankheiten	0,324	104,4

Tabelle 3 stellt für Männer und Frauen die Ergebnisse der linearen multivariaten Regression vor, mit der Anzahl eingenommener Medikamente als „abhängiger", also „zu erklärender" Variable.

Das angewandte statistische Verfahren soll hier nicht im Detail erläutert werden. Die Ergebnisse sind jedoch so zu verstehen, daß jede der hier aufgeführten Variablen einen signifikanten Einfluß auf die Medikamenteneinnahme hatte − und zwar unabhängig von den übrigen Merkmalen. Um Mißverständnissen vorzubeugen, ist anzumerken, daß die „Erwerbstätigkeit" so kodiert war, daß 0 = erwerbstätig bedeutet und 1 = nicht erwerbstätig, so daß in der Tabelle ein positiver Zusammenhang zwischen der Erwerbstätigkeit und dem Einnahmeverhalten besteht.

Für die Männer können wir somit feststellen: Je besser die Ausbildung, desto mehr Medikamente wurden eingenommen. *Nicht* erwerbstätige Männer nahmen signifikant mehr Medikamente ein als erwerbstätige, ältere mehr als jüngere und diejenigen mit subjektiv schlechterem Gesundheitszustand und mehr chronischen Krankheiten mehr als diejenigen mit besserem Gesundheitszustand und weniger chronischen Krankheiten. Die Ausbildung hatte also einen signifikanten Einfluß auf die Medikamenteneinnahme, auch unabhängig vom subjektiven Gesundheitszustand und den angegebenen chronischen Krankheiten. Der Familienstand, die Anzahl der Personen im Haushalt und die berufliche Position waren in dieser Analyse nicht von statistisch signifikanter Bedeutung.

Für die Frauen kann gesagt werden: Bei ihnen spielte die Ausbildung keine bedeutende Rolle für das Einnahmeverhalten, dafür aber die Anzahl der Personen im Haushalt. Je mehr Personen im Haushalt, desto weniger Medikamente wurden eingenommen.

Einnahme von Antihypertensiva. Die nächste Darstellung (Tabelle 4) betrifft die Antihypertensivaeinnahme von „aktuellen Hypertonikern". Dazu zählen hier diejenigen Hypertoniker, die bei der Messung in der Münchner Blutdruckstudie zu hohe Blutdruckwerte aufwiesen ($\geq 160/95$ mm Hg) und zusätzlich alle behandelten, aber „kontrollierten" Hypertoniker (Blutdruck $< 160/95$ mm Hg). Die Regressionsrechnung heißt hier „logistisch", da die abhängige Variable, also die Antihypertensivaeinnahme dichotomisiert war (*0* keine Einnahme, *1* Einnahme von blutdrucksenkenden Medikamenten).

Bei den Männern blieben nach der stufenweisen logistischen Regression die Merkmale Ausbildungsdauer, Alter, Anzahl Personen im Haushalt, subjektiver Gesundheitszustand und Anzahl chronischer Krankheiten als signifikante Einflußfaktoren im Modell. Die Tatsache, daß die Anzahl chronischer Krankheiten im Zusammenhang mit der Antihypertensivaeinnahme steht, läßt darauf schließen, daß die Behandlung gegen Hypertonie mit der Behandlung anderer Krankheiten verbunden ist. Ärzte sind auch wahrscheinlich eher geneigt, hohen Blutdruck bei Patienten zu behandeln, die weitere Krankheiten oder zusätzliche Risikofaktoren aufweisen (Härtel et al. 1984).

Bei Frauen stand kein soziales Merkmal in signifikantem Zusammenhang mit der Antihypertensivaeinnahme, sondern nur die Variablen Alter und Anzahl chronischer Krankheiten.

Hinsichtlich der Compliance der behandelten Hypertoniker, also der Frage, inwieweit sich die Hypertoniepatienten nach eigener Meinung an die ärztlichen Verordnungen halten, war folgendes festzustellen: Von den 220 Hypertonikern, die Antihypertensiva einnahmen, gaben 85% an, sie würden diese Medika-

Tabelle 4. Antihypertensivaeinnahme der „aktuellen" Hypertoniker: Variablen mit signifikanten Haupteffekten; Ergebnisse der stufenweisen *logistischen* Regression. (Nach MBS I)

	Regressionskoeffizient	p-Wert
Männer ($n = 236$)		
(Konstante)	−6,777	0,000
Ausbildungsjahre	0,174	0,007
Alter	0,057	0,001
Anzahl Personen im Haushalt	−0,349	0,038
Subjektiver Gesundheitszustand	0,584	0,008
Anzahl chronischer Krankheiten	0,301	0,001
Frauen ($n = 218$)		
(Konstante)	−3,645	0,000
Alter	0,058	0,001
Anzahl chronischer Krankheiten	1,036	0,000

mente *genau* nach ärztlicher Verordnung einnehmen. Die Anzahl der Hypertoniker, die sich als nicht compliant bezeichneten, wäre somit für differenziertere Analysen, die zusätzlich nach sozialen Faktoren untergliedern, zu gering geworden ($n = 33$).

Interessanter erschien es daher, im vorliegenden Fall zu untersuchen, welchen Einfluß krankheits- und behandlungsspezifische Vorstellungen („health beliefs") auf die Einnahme von Antihypertensiva hatten, und zwar nicht auf die „regelmäßige" Einnahme, sondern auf die Tatsache, ob überhaupt Medikamente gegen hohen Blutdruck genommen wurden oder nicht.

Wie die — wieder nach Alter und Geschlecht kontrollierten — Häufigkeitsanalysen und die angewandten multivariaten Verfahren zeigten, existieren signifikante Zusammenhänge zwischen speziellen „health beliefs" von Hypertonikern und ihrer Medikamenteneinnahme. So schätzen z. B. behandelte Hypertoniker im Vergleich zu nicht behandelten Hypertonikern hohen Blutdruck wesentlich häufiger als „sehr gefährlich" ein und sind signifikant seltener der Meinung, daß „lebenslange Antihypertensivaeinnahme" eine starke seelische Belastung für sie bedeuten würde: 65% der nicht behandelten männlichen Hypertoniker gegenüber 19% der behandelten männlichen Hypertoniker würden die lebenslange Medikamenteneinnahme als sehr belastend einschätzen (ohne Abbildung). Auch bei der Differenzierung nach dem Alter der Befragten blieben diese Unterschiede (mit geringen Änderungen) erhalten. Ähnliche Ergebnisse fanden sich für Frauen. Die selbsteingeschätzte Widerstandsfähigkeit gegenüber Krankenheiten und die allgemeine Einstellung zu Medikamenten variierten ebenfalls mit dem Behandlungsstatus. Behandelte Hypertoniker schätzten sich als weniger widerstandsfähig ein und hatten eine positivere Einstellung zu Medikamenten als nicht behandelte Hypertoniker.

Bei diesen Ergebnissen ist zu berücksichtigen, daß wir es mit Daten einer Querschnittstudie zu tun haben, wir können also nicht sagen, daß „health beliefs" die Ursache für den unterschiedlichen Behandlungsstatus von Hypertonikern sind. Es ist eher zu vermuten, daß sich im Verlauf der Therapie diese „health beliefs" verändert haben. Das heißt, sie sind eher die Folge des Verhaltens als die Ursache dafür. Behandelte Hypertoniker müssen sich zwangsläufig mehr mit ihrer Krankheit beschäftigen als nicht behandelte, sie müssen letztlich ihr Verhalten rationalisieren. Eine negative Einstellung zu Medikamenten, bei gleichzeitiger konsequenter Einnahme, würde wahrscheinlich eine allzu große „kognitive Dissonanz" verursachen.

Soziale Faktoren und präventives Verhalten

Fassen wir „präventives Verhalten" als Gesundheitsverhalten auf, dann wäre es nach der klassischen medizinsoziologischen Definition von Kasl u. Cobb (1966) jede Aktivität eines Individuums (welches sich selbst als gesund definiert), die

Tabelle 5. Teilnahme an Vorsorgeuntersuchungen: Variablen mit signifikanten Haupteffekten. Ergebnisse der stufenweisen *logistischen* Regression. (Nach MBS I)

	Regressionskoeffizient	p-Wert
Männer ($n = 1037$)		
(Konstante)	−4,668	0,000
Berufliche Position	0,075	0,000
Alter	0,052	0,023
Anzahl chronischer Krankheiten	0,594	0,000
Frauen ($n = 1149$)		
(Konstante)	3,408	0,000
Familienstand	−0,375	0,005
Alter	−0,025	0,000
Blutdruckhöhe	−0,199	0,042
„Body mass index"	−0,036	0,017

das Ziel hat, Krankheit zu verhüten oder etwaige Krankheiten in einem frühen, asymptomatischen Stadium zu erkennen.

Studien, die sich mit dem Gesundheitsverhalten befassen, haben immer mit dem Problem zu tun, daß viele Verhaltensweisen, die zwar der Gesundheit dienen mögen, nicht zu diesem Zwecke ausgeführt werden. Physische Aktivitäten wie Schwimmen oder Laufen machen den meisten Menschen wahrscheinlich einfach Freude, ganz unabhängig vom Gedanken an Gesundheit. Bestimmte Ernährungsgewohnheiten sind in vielen Fällen schlicht Tradition oder Folgen früher familiärer Sozialisation, selbst dann, wenn sie modernen medizinischen Empfehlungen entsprechen.

Ganz allgemein ist unsere Gesundheitsforschung eher Krankheitsforschung. Wir untersuchen weniger diejenigen Verhaltensweisen, die gesund erhalten, als diejenigen, die krank machen.

Etwas einfacher und konkreter wird die Sachlage, wenn wir uns auf die Inanspruchnahme präventiver Dienste im medizinischen Versorgungssystem konzentrieren. Hier wissen wir aus Studien in den USA, aber auch in der BRD (Yelin et al. 1983; Thiele 1981), daß z. B. höhere soziale Schichten präventive Dienste eher in Anspruch nehmen als niedrigere Schichten. Die Unterschiede im Krankheitsverhalten − etwa der Häufigkeit von Arztbesuchen − variieren dagegen schichtspezifisch nicht so stark.

Die Teilnahme an Krebsfrüherkennungstests ist sicher eines der am häufigsten genannten Beispiele für präventives Verhalten. Auch dieses Beispiel soll mit Daten der Münchner Blutdruckstudie belegt werden. Ohne auf die relativen Häufigkeiten der Inanspruchnahme einzugehen, sollen gleich die Ergebnisse der multivariaten Analyse dargestellt werden (Tabelle 5).

Bei den Männern hatten die Merkmale Alter, berufliche Position und die Anzahl chronischer Krankheiten einen signifikanten Einfluß auf die Teilnahme an Vorsorgeuntersuchungen: Je älter die Männer, je höher ihre berufliche Position, je mehr chronische Krankheiten, desto eher nahmen sie an Vorsorgeuntersuchungen teil. Keinen signifikanten Effekt hatten die Merkmale Familienstand, Anzahl Personen im Haushalt, Ausbildungsdauer und allgemeine körperliche Verfassung.

Bei den Frauen war das Merkmal Alter ebenfalls von signifikanter Bedeutung, aber: Je jünger die Frauen, desto eher hatten sie an einer Vorsorgeuntersuchung teilgenommen. Verheiratete Frauen hatten häufiger teilgenommen als nicht verheiratete, übergewichtige Frauen seltener als „schlankere".

Im Rahmen der Augsburger Studie, in der auch nach der Krankenkassenzugehörigkeit gefragt wurde, zeigte sich, daß bei den Männern über 45 (bei den jüngeren war die Teilnahme insgesamt sehr gering) die Mitglieder der Ersatzkrankenkassen häufiger an einer Krebsfrüherkennungsuntersuchung teilgenommen hatten als AOK-Angehörige: 22% im Vergleich zu ca. 14% der AOK-Angehörigen und der Beamtenkrankenkassen.

Bei Frauen unterschieden sich die Zusammenhänge zwischen Kassenzugehörigkeit und Vorsorgeuntersuchung je nach Alter.

An einer Krebsfrüherkennungsuntersuchung teilgenommen hatten:

Frauen unter 45 Jahren
46% der AOK-Angehörigen
63% der EKK-Angehörigen
77% der Beamtenkrankenkassen
65% der privat Versicherten

Frauen über 45 Jahre
45% der AOK-Angehörigen
49% der EKK-Angehörigen
43% der Beamtenkrankenkassen
38% der privat Versicherten

Arzneimittelverbrauch und präventives Verhalten

Diese Frage ist wohl wissenschaftlich-empirisch am schwierigsten zu beantworten, da – wie schon gesagt – der Arzneimittelverbrauch nicht unbedingt zu trennen ist vom präventiven Verhalten. Viele Medikamente werden gleichzeitig aus präventiven und aus kurativen Gründen eingenommen.

Beschränkt man sich aber auf diejenigen Medikamente, die nur kurativ eingenommen werden, sind wir automatisch mit einem Personenkreis konfrontiert, der an mindestens einer Krankheit leidet bzw. irgendwelche körperlichen Beschwerden aufweist. Stellen wir dann z.B. fest, daß Raucher mehr Medikamente einnehmen als Nichtraucher, wäre das wohl eher ein Indikator für den schlechteren Gesundheitszustand von Rauchern als ein Zusammenhang zwischen präventivem Verhalten und Medikamenteneinnahme.

Trotzdem sind natürlich auch solche Fragestellungen interessant. Hier soll nur kurz eine Studie von Wetzler u. Cruess (1985) referiert werden, die mit Daten des National Health Survey in den USA den Zusammenhang zwischen verschiedenen Arten des Gesundheitsverhaltens und der Häufigkeit von Arztbe-

Tabelle 6. Prädiktoren des Gesundheits- und Krankheitsverhaltens. Zusammengefaßte Ergebnisse der multivariaten Analyse. Münchner Blutdruckstudien *(MBS)* I und II. (Nach Härtel 1985)

Unabhängige Variablen	Abhängige Variablen				
	Response MBS II	Teilnahme Vorsorge	Anzahl Arztbesuche	Anzahl Medikamente	Einnahme Antihypertensiva
Ausbildungsjahre					
Männer	–	–	–	*	*
Frauen	–	–	–	–	–
Berufliche Position					
Männer	*	*	–	–	–
Frauen	–	–	–	–	–
Erwerbstätigkeit					
Männer	–	–	*	*	–
Frauen	–	–	–	–	–
Geschlecht	–	*	*	*	*
Alter					
Männer	–	*	–	*	*
Frauen	–	*	–	*	*
Familienstand					
Männer	*	–	–	–	–
Frauen	–	*	–	–	–
Anzahl Personen im Haushalt					
Männer	–	–	–	–	*
Frauen	–	–	*	*	–
Körperliche Verfassung					
Männer	–	–	*	*	*
Frauen	–	–	*	*	–
Anzahl chronischer Krankheiten					
Männer	*	*	*	*	*
Frauen	–	–	*	*	*
Höhe Blutdruck (WHO)					
Männer	–	–	–	–	–
Frauen	*	*	–	–	–
Körpergewicht (BMI)					
Männer	–	–	–	–	–
Frauen	–	*	–	–	–

* Signifikanter Zusammenhang ($p < 0{,}05$).
– Kein signifikanter Zusammenhang.

suchen sowie der Krankenhausaufenthalte untersucht haben, und zwar bei ca. 23000 Personen im Alter zwischen 20 und 99 Jahren. Wetzler u. Cruess fanden heraus, daß physisch Aktive seltener beim Arzt und seltener im Krankenhaus waren als physisch wenig Aktive. Das gleiche galt für Personen, die im Durchschnitt 7–8 h pro Tag schliefen gegenüber solchen, die weniger Schlaf hatten, aber auch gegenüber denjenigen, die mehr schliefen. Auch ein mittlerer Alkoholkonsum ging einher mit weniger Arztbesuchen und weniger stationären Behandlungen. Ähnliche Ergebnisse fanden sich auch für Nichtraucher, die niemals geraucht hatten.

Wirken die sozialen Merkmale in gleicher Weise auf die Medikamenteneinnahme und das präventive Verhalten?

Diese Frage soll im Rahmen einer Zusammenfassung der bisherigen Darstellungen beantwortet werden. In der summarischen Tabelle 6 sind einige Ergebnisse mehr enthalten, als bisher angesprochen wurden, und zwar die Teilnahme an der Münchner Blutdruckstudie II und die Anzahl der Arztbesuche pro Jahr.

Bei einer horizontalen Betrachtung dieser Übersicht ist zu sehen, daß im Falle der Männer die Ausbildungsjahre bei gleichzeitiger Berücksichtigung aller übrigen unabhängigen Variablen einen *signifikanten* Einfluß auf die Anzahl eingenommener Medikamente und auf die Antihypertensivaeinnahme hatten, nicht aber auf die Teilnahme an Vorsorgeuntersuchungen oder die Teilnahme an der MBS. In den beiden letzteren Fällen war die berufliche Position von größerer Bedeutung als die Ausbildung. Zum Beispiel nahmen Beamte in München häufiger an Vorsorgeuntersuchungen teil als Arbeiter oder Angestellte.

Bei Frauen hatte die Ausbildung keinen signifikanten Effekt, weder auf das präventive Verhalten noch auf die Einnahme von Medikamenten. Wie wir aus der Augsburger Studie wissen, war bei Frauen insbesondere die Krankenkassenzugehörigkeit für die Teilnahme an Krebsfrüherkennungstests wichtig.

Von den übrigen sozialen Merkmalen beeinflußte der Familienstand eher das präventive Verhalten als die Medikamenteneinnahme und die Anzahl der Personen im Haushalt eher die Medikamenteneinnahme als das präventive Verhalten.

Schluß

Empirische Untersuchungen zum Zusammenhang zwischen sozialen Faktoren und individueller Arzneimitteleinnahme haben ein grundsätzliches analytisches Problem. Messungen des Arzneimittelverbrauchs sind immer auch Messungen des Gesundheitszustands der Betroffenen und Messungen des Verschreibungsverhaltens der Ärzte. Mit Hilfe der multivariaten Analysen war es im vorliegenden Fall zumindest möglich, den Einfluß des Gesundheitszustands zu „kontrollieren", wodurch die Gefahr von Scheinkorrelationen verringert wurde.

Dabei stellte sich heraus, daß für die Arzneimitteleinnahme andere soziale Merkmale von Bedeutung sind als für das hier untersuchte präventive Verhalten und daß diese Einflüsse geschlechtsspezifisch stark variieren. Globalerklärungen sind daher kaum zu erwarten, obwohl man sicher postulieren kann, daß präventives Verhalten eher durch direkte persönliche Beziehungen, durch Familie und Beruf bestimmt wird als die kurative Arzneimitteleinnahme, bei der die Struktur unseres Medizinsystems bzw. des Gesundheitswesens wahrscheinlich eine größere Rolle spielt. Spezifische Wechselwirkungen zwischen präventivem Verhalten und dem Arzneimittelverbrauch ließen sich in der vorliegenden Studie nicht nachweisen.

Literatur

Härtel U (1985) Soziale Determinanten des Gesundheits- und Krankheitsverhaltens, Ergebnisse und Folgerungen aus der Münchner Blutdruckstudie. Hartung-Gorre, Konstanz (Dissertation)

Härtel U, Keil U, Cairns V (1984) Arztbesuche und physisches Befinden von Hypertonikern. Fortschr Med 22:609–614

Kasl SV, Cobb S (1966) Health behavior, illness behavior, and sick-role behavior. Arch Environ Health 12/I:246–266

Keil U, Cairns V, Döring A, Härtel U, Jorcik J, Stieber J (1985) MONICA-Projekt Region Augsburg. Manual of operations survey. GSF-Bericht 20, München

Stieber J, Döring A, Keil U (1982) Häufigkeit, Bekanntheits- und Behandlungsgrad der Hypertonie in einer Großstadtbevölkerung. MMW 124:747–752

Thiele W (1981) Schichtspezifische Inanspruchnahme medizinischer Leistung in der Bundesrepublik Deutschland – ein Literaturüberblick. In: Forschungsbericht des Bundesministers für Arbeit und Sozialordnung (Hrsg) Schichtenspezifische Versorgungsprobleme im Gesundheitswesen, Bd 5. Bonn, S 133–174

Tunstall-Pedoe H (1985) Monitoring trends in cardiovascular disease and risk factors: The WHO „MONICA" project. WHO Chron 39/1:3–5

Wetzler HP, Cruess DF (1985) Self-reported physical health practices and health care utilization: Findings from the National Health Survey. Am J Public Health 75:1329–1330

Yelin EH, Kramer JS, Epstein WV (1983) Is health care use equivalent across social groups? A diagnosis-based Study. Am J Public Health 73:563–571

Das Arzneimittel in der sozialen Kommunikation zwischen Arzt, Apotheker und Verbraucher

H. Baier[1]

Der Weg des Arzneimittels zum Verbraucher

Das Arzneimittel wird künftig selbst den Weg zum Verbraucher finden müssen: nicht mehr allein als eine vom Kassenarzt beanspruchte Routineverschreibung nach Absitzen entsprechender Wartezeit, nicht nur als eine rezeptblattgebührenpflichtige Kassenleistung für den gesetzlich Krankenversicherten, nicht nur in hübsch firmensignierter Verpackung mit klein gedrucktem Beipackzettel für den Apothekerkunden. Das Arzneimittel wird künftig eine neue Rolle finden müssen als selbstgewolltes und selbstgewünschtes, häufig rezeptiertes und häufiger noch von einem Gesundheitsmoderator im Fernsehen oder Radio empfohlenes Heil- und Hilfsmittel im Alltag. Beinahe könnte man sagen: als ein „Lebensmittel" für leichtere oder schwerere Erkrankungen, für den Ausgleich von Leistungsminderungen oder die Bewältigung von Leistungsüberforderungen mit Einsicht in die eigenen körperlichen, seelischen und sozialen Funktionen, v.a. Fehlfunktionen.

Schon heute haben ja die Menschen in den entwickelten Industriegesellschaften kleine Apotheken bei sich zu Hause, am Arbeitsplatz und im Auto, im Urlaubsgepäck und beim Fitneßtraining. Sie haben eine − zugegeben − sehr unausgereifte Laienpharmakologie für ihre ihnen jedoch sehr genau bekannten Unpäßlichkeiten, Beschwerlichkeiten, Gebrechlichkeiten. Nur wissen wir über solche Laientherapie und Laiendiagnostik kaum etwas, es sei denn, es ist unsere oder unserer Familie eigene Notfall- und Alltagsmedizin mittels Tabletten, Kapseln, Tropfen, Tees, Sprays, Salben, Pflästerchen, Verbandsbinden, Teststreifen, womöglich schon Pulszähler und Spirograph. Erst recht kümmern sich Ärzte und Apotheker, Kassenarzt- und Krankenkassenfunktionäre, Medizinsoziologen und Sozialmediziner zu wenig um diese Laienmedizin vor den Toren der Expertenmedizin und ihrer ausladenden Gesundheitsfabriken [3, 49]. Negative Compliance, die wir in erschreckend hohem Grad etwa bei der Einnahmehäufigkeit von verschriebenen Arzneimitteln kennen [21], ist deshalb nicht nur ein Maß der Nichtzuverlässigkeit und Nicht-Folgebereitschaft der Patienten gegenüber den ärztlichen Anweisungen und apothekerlichen Beratungen, sondern auch ein Maß der sozialen Distanz zur offiziellen Medizin.

---
[1] Lehrstuhl für Soziologie, Sozialwissenschaftliche Fakultät, Universität Konstanz, Am Gießberg, 7750 Konstanz

Arzneimittel müssen in Zukunft nicht nur mit gezielter Innovation erforscht und kostenrationell hergestellt werden, sorgfältig geprüft und risikogesichert sein, marktgerecht, und das heißt krankenkassen-, arzt- und krankenhausgerecht vertrieben und „vertreten" werden, sondern sie müssen auch sorgfältig in die soziale Kommunikation zwischen Arzt und Apotheker, Krankenkassen und v. a. zwischen diesen und dem Patienten eingebracht und dort fortdauernd begleitet werden. Nur durch eine solche Produktkommunikation in einem sozialen Feld verliert die forschende, herstellende, vertreibende Industrie der Pharmabranche nicht den Kontakt zum eigentlichen Marktpartner, dem Arzneimittelkonsumenten.

Wir können ohne weiteres einen Vergleich mit Herstellern und Vertreibern von anderen Konsumgütern und Dienstleistungen ziehen. Zum Beispiel mit der Freizeit-, Reise- und Sportartikelindustrie, die ihre Angebote schon lange nicht mehr an Betriebskollektive, Kommunen, Verbände und Vereine richten, sondern an den privaten Kunden mit individuellen Erwartungen und Wünschen [38, 57], oder mit den zumeist noch öffentlichen, aber auch schon privaten Bildungseinrichtungen, in die nicht mehr die Bevölkerungskohorten von Schulanfängern, Abiturienten, Fortbildungsinteressierten eingeschleust werden, sondern die heute ein sehr anstrengendes, zielgruppenorientiertes Nonprofit-Marketing verlangen [26]. Aber näher ist uns das Beispiel des Krankenhaus-, Pflegeheim- und Kurwesens. Längst vorbei sind die Zeiten, in denen obrigkeitliches Versorgungsdenken das Leistungsangebot planen wollte, womöglich mit Langfristprognosen für Bettenkapazität oder Kurerfolg mit Entlastung der Rentenkassen. Heute müssen sich Hospitäler, Pflegeheime, Tageskliniken, Kurkliniken, Rehabilitationszentren entlang der wechselnden Nachfrage und des unberechenbaren Sozialgesetzgebers differenzieren, diversifizieren und rentieren [41, 53]. Der Patient wird zum Kunden für medizinische Konsumgüter und Dienstleistungen. „König" ist er wohl noch nicht, dafür gibt der allmächtige Staat ihm noch zu wenig Souveränität ab; aber „gefürstet" wird er schon deshalb werden, weil er im Zuge der Strukturreformen im Gesundheitswesen immer mehr aus eigener Tasche und mit privater Vorsorge wird bezahlen müssen.

Auch für das Arzneimittelwesen gilt eben, daß neben den traditionellen Forschungs- und Herstellungserfordernissen, den arzneimittelgesetzlichen und bundesgesundheitsamtlichen Prüf- und Vertriebsauflagen, den klinischen und ambulanten Anwendungen ein soziales Management für das Medikament nötig wird. Die Pharmaindustrie wird gleichsam aus der Produzenten-, Kontroll- und Expertenbeziehung zwischen Industrie, Behörden, Medizin und Pharmazie heraustreten und sich dem Kunden zuwenden.

Michael Wolf [58] hat ein solches „soziales Marketing" entworfen. Er zeichnet die Interaktionen einmal zwischen Hersteller und Vertreiber, Verschreiber und Bezahler nach, also zwischen Pharmaindustrie und Apotheker, Arzt und Krankenkasse. Es ist sozusagen die offizielle Steuerung des Arzneimittelkonsums im sozialgesetzlich normierten und regulierten System der sozialen Krankenversicherung. Darüber sind wir durch die pharmaökonomischen Analysen von Philipp Herder-Dorneich [22, 23], Dieter Nord [35] und Walter Hamm [18] wohlinformiert. Hinzu treten dann aber die Wechselwirkungen mit dem Konsumenten, der durchaus durch seine Erwartungen und seine Verhaltensweisen, durch seine Kostenvorstellungen und Alternativenkenntnisse Einfluß unmittelbar auf Arzt und Apotheker, mittelbar auf Kassen und Industrie nimmt.

Das wird sichtbar in den neuerdings auch von der offiziellen Medizin sorgfältig registrierten Patientenwünschen nach alternativer und substitutiver Therapie in Naturheilkunde, Psychotherapie und in den vielen Paramedizinen, der landsässigen Heilpraktiker etwa oder der exotischen asiatischen Heilkunden [43, 47]. Und dieser Trend zur Mitwirkung des Gesundheitsklienten wird sich verstärken, je mehr er sich an den Kosten der medizinischen Leistungen beteiligen und je mehr er – im Zuge der Strukturreform der GKV – Wahlfreiheiten für Versicherungen und Versicherungsleistungen erhalten wird [19, 47].

Der entscheidende Punkt des Konzepts des „sozialen Marketing" ist jedoch, daß auf diesem Weg zum Markt das Arzneimittel selbst eine neue Sprache ausbildet. Es muß in seiner Wirkung verständlich, in seinen Nebenwirkungen abwägbar, mit seinen Darreichungs- und Anwendungsformen zumutbar, mit seinem Preis vergleichbar und am Ende mit seiner einsichtigen Nützlichkeit annehmbar sein. Zu der Bioverfügbarkeit tritt also die Sozialverfügbarkeit des Arzneimittels; zu seiner Sprache aus Biochemie, klinischer Pathologie und Pharmazie tritt seine soziale Sprachfähigkeit. Sein Kode, definiert durch das naturwissenschaftliche Paradigma der modernen Medizin, wird – im Zuge eines Paradigmenwechsels zur sozialen Medizin – transformiert in Sprachregeln für den Laien, in Merkmale für seine Nützlichkeit und Erschwinglichkeit [58].

Der „mündige Bürger", auf den die Gesundheitspolitik heute so stark setzt – in der Gesundheitsvorsorge und Gesundheitsnachsorge, übrigens nicht nur mit Blick auf dessen Arbeitswelt, sondern auch dessen neue Freizeitwelt [33], der „mündige Bürger" wird auch als entscheidungsfähiger und informierter Ansprechpartner im Arzneimittelwesen entdeckt werden. Es ist für die moderne Informationsgesellschaft – nach Karl W. Deutsch [10, 11] – bezeichnend, daß sich freigesetzte Interaktionen in Politik und Kultur (denken wir an Bürgerinitiativen und neue Sozialbewegungen), in Wirtschaft und Gesellschaft (denken wir an Konsumentenvereinigungen und an Selbsthilfegruppen mannigfacher Art) als Kommunikationsaufgabe der alten Leistungsanbieter stellen – bei Gefahr des Untergangs des nicht mehr kommunikationsfähigen Produkts [16].

Das Arzneimittel der Zukunft wird sich also nicht mehr nur an den Kliniker und niedergelassenen Arzt, an den Apotheker in Offizin und Krankenhaus wenden, sondern auch an den Patienten im Alltag, d.h. in seiner Familie und Nachbarschaft, am Arbeitsplatz und – zunehmend – in seinen Freizeittätigkeiten bei Sport und Hobby, auf Reisen und Vergnügungsunternehmungen. Das wird gewiß ein anstrengender und vielgleisiger Weg zum Verbraucher, aber er verschafft der Pharmaindustrie, überhaupt den Anbietern von Gesundheitsgütern und -leistungen auch eine neue Unabhängigkeit von den eingefahrenen Bindungen an Ämter und Kassen, an Ärzte und Apotheker. Es ist eine Unabhängigkeit, die sich einerseits aus dem Normenkorsett des Sozialstaats zu lösen vermag, die aber andererseits immer unter den Imperativen des Marktes in europäischer und weltweiter Konkurrenz steht [40].

Zwei Beispiele: Mehr Mündigkeit des „Gesundheitsbürgers" durch Verselbständigung und Selbstmedikation

An zwei Beispielen soll diese These von der Verselbständigung des bisherigen arzt- und klinikabhängigen Patienten belegt werden. Erstens verwandelt sich die Medizin von einer Höchstleistungstechnik für den lebensbedrohlichen, eingriffsriskanten und kostenintensiven Krankheitsfall in Klinik und Spezialpraxis zu einer Allgemeinmedizin mit Lebenshilfe für den Alltag [31].

Zirka 80% der Beschwerden von den durchaus ernstlichen Leiden bis zu den Bagatellen gelangen nach soliden epidemiologischen Erkenntnissen bisher überhaupt nicht zum Arzt [20, 51]. Von den verbleibenden 20% gerät nur etwa 1–½% in die stationäre Versorgung. Bezogen nicht auf Behandlungsfälle, sondern auf summierte und abgerechnete Behandlungsleistungen wird der klinische Anteil noch sehr viel geringer [45]. Wir haben also durchaus einen erheblichen Anteil einer „Selbstbehandlungsmedizin" vor den Toren der Expertenmedizin. Sieht man freilich nur auf die Angebotsprofile der Kassenärzte und die Inanspruchnahmequoten der GKV-Versicherten, dann bekommen wir ein ganz anderes statistisches Bild: nämlich – wie der „Sachverständigenrat für die Konzertierte Aktion im Gesundheitswesen" [47] vorführt – die totale Kostenüberlastung der gesetzlichen Krankenkassen. Aber deren Leistungsaufgaben entsprechen eben – wegen bekannter und vom „Sachverständigenrat" [47] gleichfalls festgestellter Fehlsteuerung im System der sozialen Krankenversicherung – nicht den tatsächlichen Leistungsanteilen im Verhältnis der Leistungssektoren Ambulanz – Arznei- und Hilfsmittel – stationäre Versorgung.

Betrachtet man diese Entsprechung oder besser Nichtentsprechung der Leistungsaufgaben im Vergleich zu den Leistungssektoren, so entdeckt man schnell eine auffällige Umkehrung der Leistungsbilanz bei der gesetzlichen wie bei der privaten Krankenversicherung, zudem mit ungebremster überproportionaler Steigerung der sozialen und privaten Budgets. Von den 108,6 Mrd. der Leistungsausgaben der GKV – ich zitiere aus dem „Sozialbericht 1986" des Bundesministers für Arbeit und Sozialordnung – entfielen im Jahr 1985 35 Mrd. DM auf Krankenhausversorgung (mit einem Wachstum 1980–1985 von 38%) im Vergleich zu 19,7 Mrd. DM bei Behandlungen durch Ärzte (Wachstum 29%) und zu 16,5 Mrd. DM bei den Ausgaben für Arzneien, Heil- und Hilfsmittel aus Apotheken (Wachstum 32%; [6]). Bei der privaten Krankenversicherung verhalten sich die Ausgaben für Krankenhäuser, für ambulante ärztliche Behandlung und für Arznei- und Verbandsmittel mit DM 3,7 Mrd. zu 1,7 Milliarden zu 800 Mio; wobei – ich beziehe mich auf den „Zahlenbericht 1985/86" der PKV – das Wachstum für Arzneimittel bei der PKV deutlich höher als bei der GKV ist, bei der stationären Versorgung bemerklich niedriger [55].

Es ist keine Frage, daß dieser exorbitante Kostendruck die gegenwärtige Bewegung von der Höchstleistungsmedizin in den Kliniken zu der relativ wie absolut billigeren „Zuwendungsmedizin" in den Praxen antreibt.

Aber gravierender ist heute nicht dieses gesundheitsökonomische Kostenargument, sondern die sozialmedizinische Nutzenrechnung. Die „fünf großen Killer", wie sie Hans Schaefer und Maria Blohmke [48] genannt haben, also die zu Risikogruppen gebündelten Todesursachen in der Mortalitätsstatistik der deutschen Wohnbevölkerung, sind nämlich durch eine weitere Steigerung der Krankenhausausgaben nicht mehr zu verändern. Das wäre aber etwa zugunsten steigender Lebenserwartung – sie stagniert ja in der Bundesrepublik bei männlichen Neugeborenen bei 70,8 Jahren, steigt dagegen bei weiblichen auf 77,5 Lebensjahre (berechnet für 1983/84) – mittels Prävention durchaus möglich. Die Hälfte der Deutschen stirbt an Krankheiten des Herz-, Kreislauf- und Gefäßsystems (1984: 50,6%); etwas unter einem Viertel an bösartigen Neubildungen des Gewebes (22,8%); etwa 6% gehen an v. a. chronischen und degenerativen Schäden der Atmungsorgane zugrunde (6,2%) und fast 5% an Krankheiten der Verdauungsorgane (4,7%). Eine betrübliche Gruppe sind schließlich die Unfälle, Selbsttötungen und Selbstbeschädigungen mit etwas über 5% (3,4% und 1,8%; [7]).

Hier haben wir die unbewältigte Herausforderung der modernen Medizin mit ihren Präventions-, Diagnostik- und Therapielücken. Offensichtlich sind die Ressourcen der 110 Mrd. der Gesetzlichen Krankenversicherung – seit 1980 um 26% gesteigert – und der 13 Mrd. der Privaten Krankenversicherung, bei einer gegenwärtig jährlichen 5%-Steigerung der Versicherungsleistungen, falsch verteilt. Das ist Thema der Strukturreformen der Kassenmedizin, deren erste Phase der Umstrukturierung der Gebührenordnungen schon läuft [12] und deren mittelfristige Wirkungen per Leistungsumschichtung auch in der Medikamentennachfrage bald sichtbar werden.

Noch verdeckter aber ist, daß eine solche Gesundheitspolitik auf den „Gesundheitsbürger" und seine Lebensführung wie Leidensbewältigung durchgreifen wird. Denn die Schäden an Herz, Kreislauf und Gefäßen; durch Onkogene in Umwelt, am Arbeitsplatz und entlang der sozialen Kontakte; an Lunge und Bronchien; an Speiseröhre; Magen und Darm; erst recht natürlich durch Unfall und Suizid setzen im *vor*-medizinischen Lebensbereich an, und ihnen kann nur dort vorgebeugt werden. Gesundheitsaufklärung und Gesundheitsberatung sind deshalb die dringlichen Aufgaben einer Zukunftsmedizin, die eine Medizin für die breite Bevölkerung und ihre neuen Risikogruppen [54] sein wird: (z. B. Kinder mit reduziertem Sozialkontakt bei Halbierung der Geburtenjahrgänge; städtische wie ländliche Jugendliche unter Mobilitätszwang und beruflicher Fehlausbildung; alleinstehende Frauen mit Kindern; aus der Arbeitswelt früh ausgegliederte Alte; vereinsamte und suizidgefährdete Senioren in höherem Alter nach Partnerverlust; anpassungsgestreßte Ausländer unter doppeltem Kulturdruck, des Gast- und des Herkunftslandes.

Lebensqualität, insofern die Medizin ihre Voraussetzung ist, heißt heute nicht nur ambulante und stationäre Versorgung im akuten Krankheitsfall oder im dringlichen Pflegefall, sondern auch Vorsorge und Nachsorge von chronischen und degenerativen Erkrankungen sowie zuvor schon Vermeidung und Milderung von zivilisatorischen Belastungen [31]. Auch das Arzneimittel der Zukunft muß sich in diesem sozialen Feld seinen Platz suchen und behaupten, zumal im Wettbewerb der konkurrierenden Techniken der medizinischen Lebenshilfe. Seine enge Bindung an die kurative Medizin ist gewiß weiterhin nötig. Sie wird aber ergänzt werden müssen durch eine neue Transparenz und Akzeptanz im Alltag des „Gesundheitsbürgers", empfohlen und beraten durch den Allgemeinmediziner und Apotheker, aber auch zu entdecken auf eigene Faust und informiert durch Produktplazierung in Massenmedien, Gesundheits- und Arzneimittelbüchern, nicht zuletzt durch Mund-zu-Mund-Propaganda. Die Wendung zur Allgemeinmedizin als Alltagsmedizin ist eine Wendung zum Patienten als Klienten. Sie steht im Zeichen der Verselbständigung des Bürgers im Sozialstaat.

Mein zweites Beispiel zielt auf die zunehmende Bedeutung der Selbstmedikation. Auch sie ist ein Ausdruck des gestiegenen Selbstbewußtseins und des unterscheidungsfähigen Kenntnisstands des Arzneimittelkonsumenten. Dieser ist ja nicht nur der Kassenarzt- und Krankenhauspatient, der immer und notwendig unter sachkundiger Führung und mittels Rezeptur kuriert werden will. Sondern dieser Verbraucher von Medikamenten ist auch der vorsorgeorientierte Gesunde, der chronische Dauerkranke mit individuell eingeübtem Diagnose- und Therapieprogramm, der nachsorglich sensibilisierte Behinderte und Gebrechliche v. a. in höheren Lebensjahren, der sich jeweils in den Befindlichkeiten und Beschwerlichkeiten seines körperlichen, seelischen und sozialen Zustandes einrichtet.

Überhaupt gilt, daß man sich heute immer weniger nur dem Arzt und seiner Verschreibungspraxis entlang fachlich renommierter Präparate überläßt. Man will heute – als gesundheitsbewußter und krankheitsaufgeklärter Bürger – wissen, welche Alternativen es für Heilung, Linderung und Ausgleich eines Leidens gibt. Und wählt man ein Arzneimittel, wünscht es zudem aus- und nachdrücklich vom Arzt, dann will man wissen, was warum wie wirkt und prüft an sich selbst Wirkung und Nebenwirkungen, Bekömmlichkeiten und Darreichungen. Verhaltenswissenschaftlich ausgedrückt: Compliance wird durch Coping ersetzt [50]. Fügsamkeit gegenüber der ärztlichen Verschreibung weicht der selbsteinsichtigen Bewältigung „seines" Leidens und „seiner" Gesundheitschance als Lebenschance.

Die Compliancequote, also das Verhältnis von Therapiedurchführung und Therapiestandard, bleibt gewiß wichtig für die Expertenmedizin in Praxis, Krankenhaus und Kur. Ich verweise auf die vorzüglichen Studien von M. Linden an der Psychiatrie der FU Berlin [29]. Aber hinzutreten müßte die Copingquote, wie ich sie nennen möchte, nämlich das Verhältnis von Therapieakzeptanz zur Therapieinformation, in das freilich auch Verhaltensvariablen und Kognitionsparameter der Laienmedizin eingehen müßten.

Hans Joachim Winckelmann, ein Ulmer Historiker der Arzneikunde, hat gerade eine Studie zur Selbstmedikation vorgelegt [56]. Die 16 500 Apotheken in der Bundesrepublik und Westberlin hatten 1982, bezogen auf die Verbraucherpreise, einen Umsatz von knapp 22 Mrd. DM. Daran betrug der Selbstmedikationsanteil etwas über 3,5 Mrd. DM. Gemessen an der Zahl der verkauften Packungen erreichte er einen Anteil von 23%. Der Umsatz von freiverkäuflichen Arzneimitteln in Verbrauchermärkten, Drogerien und Kaufhäusern belief sich 1982 auf 550 Mio. DM, wobei die Umsatzentwicklung hier wesentlich dynamischer als in den Apotheken war (1980: 33% − 1982: 19%), so daß wir einen Selbstmedikationsmarkt von 4,1 Mrd. DM beobachten können.

Es ist für Winckelman gar keine Frage, daß der Trend vom rezept- und apothekenpflichtigen Medikament zum rezeptfreien, aber apothekenpflichtigen und zum rezeptfreien und freiverkäuflichen läuft, wobei freilich, durch die Barrieren des Arzneimittelgesetzes, der Reichsversicherungsordnung und des Heilmittelwerbegesetzes bedingt, sich die Selbstbehandlung durch Arzneimittel konzentriert auf die Erkältungskrankheiten, auf Kopf-, Rheuma- und Zahnschmerzen, auf Magen-, Gallen- und Darmtherapeutika, auf Sportverletzungen und Beeinträchtigungen des Bewegungsapparats, auf Stärkungsmittel und Vitaminpräparate und auf den abnehmenden Bereich − übrigens bestätigt durch eine Allensbach-Marktanalyse von 1986 [1] − der Mittel gegen Nervosität und zur Beruhigung, einschließlich Schlafmittel. Interessant ist, daß die selbstgekauften Arzneimittel für Herz und Kreislauf, einschließlich der Substanzen gegen zu hohen oder zu niedrigen Blutdruck, bei etwa 10% liegen und hier seit Jahren stagnieren.

Der allgemeine Trend zur Selbstmedikation wird aber noch deutlicher, wenn wir einen internationalen Vergleich vornehmen. Hubertus Cranz hat im Auftrag des Bundesverbandes der Pharmazeutischen Industrie einen solchen für 1985 durchgeführt [8, 9]. Seine Vergleichsberechnung des Anteils der Selbstmedikation am gesamten Arzneimittelumsatz in ausgewählten Ländern ergibt für die Bundesrepublik einen niedrigeren Prozentsatz als bei Winckelmann, nämlich 18%. Dafür liegen die USA mit 37% und die Schweiz mit 30% deutlich voneweg. Hinzu kommt gerade in diesen Ländern ein bemerklich höherer Pro-Kopf-Umsatz, berechnet in Dollar für 1984, z.B. für die Schweiz von 25 $ gegenüber 15 $ in der Bundesrepublik bei einer realen Umsatzsteigerung gegenüber dem Vorjahr: 6,7% in der Schweiz zu nur 2,7% in Deutschland. Neueste Ergebnisse der Marktforschung zeigen aber auch für die Bundesrepublik eine rapide Zunahme der Selbstmedikation [24, 30].

Das ist ein unwiderleglicher Hinweis darauf, daß die Liberalisierung des Arzneimittelkonsums, also die Deregulierung der Verschreibungsnormen und die Kostenüberlagerung auf den Sozialversicherten, zu vermehrter Selbstmedikation, sinkenden Krankenversicherungskosten und wachsendem Pharmaumsatz führt [36]. Ich zweifle nicht, daß eine solche Liberalisierung im Zug der Zeit liegt: zu mehr Mündigkeit und Selbständigkeit des Gesundheitsbürgers.

Das Arzneimittel in der sozialen Kommunikation

Der Weg des Arzneimittels zum Verbraucher, insofern er selbständig, also mit eigenem Verstand begabt und zur abwägenden Nachfrage fähig ist, ist allemal ein Weg über Medien. Es sind sehr verschiedenartige Kommunikationsmittel, die auch unterscheidbare Kommunikationen verlangen. Ich werde von den 3 Typen der sozialen Kommunikation nur Rohskizzen geben, aber immerhin in einer Weise, daß Hersteller, Verschreiber und Vertreiber von Arzneien ein solches soziales Feld auch betreten und sich dort halten können. Es sind erstens die Massenmedien, zweitens die professionelle Vermittlung über Experten und drittens das vielgestaltige Kommunikationsmedium der Selbsthilfe- und Therapiegruppen.

Erstens also die Massenmedien. Vorneweg sind natürlich die visuellen Medien, Fernsehen und Videoprogramme. Aber dazu treten gerade für die Tiefeninformation die Printmedien: Bücher und Broschüren, Wochenzeitschriften und Tageszeitungen mit ihrer durchaus gezielten und gelenkten Flut von Arzneimittelinformationen. An die dritte Stelle muß man wohl den Hörfunk und sonstige akustische Träger setzen. Zwar nimmt das Radio mit seinen alltagsnützlichen und v. a. mit Musiksendungen an Beliebtheit zu – während das Fernsehen und jetzt auch die Videobranche auf sehr hohem Niveau (!) stagnieren –, aber Reichweite und Benutzerfrequenz werden von jungen Leuten dominiert, die vielleicht an Informationen über Drogen, Aids und Verhütungsmittel, aber nicht über Medikamente interessiert sind [25, 46, 52].

Für alle 3 Sorten von Massenmedien gilt, daß zwar das Heilmittelwerbegesetz die Direktwerbung für große Pharmasortimente ausschließt, wir jedoch statt dessen ein offenkundiges oder raffiniert eingespritztes „product placement" finden. Diese Produktplazierung, natürlich auch für konkurrierende Gesundheitsgüter, bestimmt vermutlich massiv das Gesundheits- und Krankheitsverhalten. Denken wir an die Gesundheitsbücher in Leinen- und Taschenbuchausgaben, an die Arzneimittelbestseller in Handbuchformat und mit kritischem, sogar pharmafeindlichem Touch [28, 59], an die mittels Umfrageergebnissen aufgefrisierten Produkt- und Therapieberichte in den Illustrierten, an die Ratgeberecken und Freizeitspalten in den Lokalzeitungen –, um nur die Printmedien herauszugreifen. Und natürlich an die Negativwerbung über Arzneimittelskandale, Tierversuche, Chemieunfälle, Umweltvergiftungen durch die Großchemie an Rhein und Main, die auch immer Pharmaindustrie ist [27]. Bekanntlich hat aber auch Negativwerbung einen positiven Informationseffekt, so daß sich auch die „Bitteren Pillen" auf diesem Weg in die öffentliche Meinung der Nation einzeichnen.

Es kommt künftig darauf an, das Arzneimittel nicht nur dem Experten in der Fachliteratur und in der Fachwerbung zu präsentieren, sondern auch dem Konsumenten über seine Massenmedien und mit seiner Sprache. In der Marktkonkurrenz der Gesundheitsgüter und Gesundheitsleistungen wird die Transparenz und Akzeptanz des Arzneimittelangebots die erste Informationsaufgabe [37]. Sie ist wiederum Voraussetzung für die Entscheidungen des Nachfragers in der Apotheke und Drogerie, mittels Wunschverschreibung gegenüber dem Arzt und mittels Versorgungswunsch sogar gegenüber der Kasse. Und dieses Nachfrageverhalten wird bestimmt und geführt durch die Massenmedien.

Öfters genannt sind schon *zweitens* die Experten als professionelle und institutionelle Vermittler von Arzneimittelentscheidungen und Arzneimittelinformationen [34]. Der Arzt bleibt der Partner der Arzneimittelindustrie, und der Apotheker ihr kundiger Helfer und Vertreiber [4]. Aber die Kommunikation darf nicht auf diese Informationsbeziehung mit ihren Expertencodes der Pharmakologie und Pharmazie beschränkt bleiben. Das Verschreibungsverhalten der Ärzte und das Verkaufsverhalten der Apotheker sind gewiß für lange noch wichtige Variable des Arzneimittelumsatzes. Gleichwohl tritt das Verbraucherverhalten hinzu, verselbständigt und selbstmedikativ, als das Schlußglied in der Interaktionskette von der Pharmaindustrie über die Kassenmedizin und das Apothekenwesen bis zum Konsumenten [5, 32]. Und das heißt: Information über alte und neue Arzneimittel – etwa durch den Pharmareferenten oder den Pharmazeuten – muß auch Mitteilungen transportieren, die das Patientenverhalten beeinflussen und verändern [58]. Das Arzneimittel wird zu seinem „Bioprofil" ein „Sozialprofil" erhalten müssen: Wirksamkeit und Verträglichkeit mit Blick auf die Lebensführung und Genußchancen im Alltag, Preisgünstigkeit und Nützlichkeit für die private Kosten-Nutzen-Rechnung. Was bringt mir die regelmäßige Einnahme in der dargereichten Form für meine beruflichen und freizeitlichen, familiären und geselligen Vorhaben? – das ist doch die natürlichste Frage für den Laien an jede Medikation. Compliance und Coping sind die Fachausdrücke dafür; Zumutbarkeit als „Lebens-Mittel" und Bewältigung von Lebenszielen, auch in der Minimax-Sprache des Alltags, sind die Formeln, die jeder versteht.

Den Arzt also als Gesprächspartner seines Patienten entdecken und den Apotheker als Berater seines Kunden, ist die Aufgabe für eine soziale Kommunikation, die *über* die Gesundheitsberufe sich dem „Gesundheitsbürger" öffnet. Kampf also allen geschlossenen Kommunikationszirkeln per Fachsprache: Hier stirbt die „Gesellschaft" ab, verstummt das Gespräch, weil der Adressat verschwindet. Das indikations- und applikationsgerechte Arzneimittel wird wichtiger als der Verbraucher mit seiner Befindlichkeitsstörung und seinem Einnahmeverhalten.

Drittens gibt es auch heute schon einen unmittelbaren Zugang zum Arzneimittelverbraucher. Ich meine die therapeutischen Gruppen. Die Laien haben ja schon längst eine Vielfalt von Selbsthilfe- und Betroffenengruppen gebildet [13, 15, 42]. Pharmafirmen und Ärzte, manchmal auch Apotheker und Krankenkassen, v.a. die Ortskrankenkassen, sehr selten Krankenhäuser, häufiger schon Kurorte, haben in lokalen Initiativen solche Gruppen befördert und begleitet, auch subventioniert und kontrolliert. So unübersichtlich, also wenig erforscht dieses soziale Feld ist, so sichtbar ist seine Vielfalt.

Es sind z.B. Selbsthilfen bei chronischen Erkrankungen oder Dauerbeschwerden (z.B. bei Stoffwechselkrankheiten oder aus dem rheumatischen Formenkreis) oder bei langfristigen Lebensbehinderungen oder ernsthaften Daseinsgefährdungen, die soziale Unterstützung in kleinen Netzen benötigen (z.B. die Familien von behinderten Kindern oder Suchtkranke bis hin zu den Anonymen Alkoholikern oder Depressive und Suizidgefährdete); nicht zu vergessen ist der große und wachsende Bereich der Psychohygiene und der psychosozialen Dienste − mit auffälliger Entwicklung einer Laienpsychotherapie in Wohn- und Lebensgemeinschaften; schließlich die Präventions- und Rehabilitationsgruppen, die Voraussicht und Umsicht, manchmal auch Nachsicht für die tägliche Lebensführung erfordern −, ich verweise auf Ernährungs- und Antiraucherkampagnen oder aus dem Bereich der Herz-, Kreislauf- und Gefäßerkrankungen auf die ambulanten Hypertoniker-, Herzinfarkt- und Koronargruppen. Neuerdings schießen Selbstinformations- und Selbstschutzgruppen in Betrieben und Büros, in Stadtteilen und in der Wirkungslinie von neuen sozialen Bewegungen aus dem Boden. Strahlenbelastung, Krebsgefährdung, Lebensmittelvergiftung, sogar Aids sind hier die lauten Themen [39], wobei freilich das Pharmapräparat als therapeutisches Mittel zurücktritt, als palliatives und diagnostisches dagegen noch seine Zukunft haben dürfte.

Eine moderne Gesundheitspolitik wird sich heute nicht mehr nur auf die Massenmedien und Gesundheitsberufe, so unverzichtbar sie bleiben, verlassen dürfen. Die Wirksamkeit des „social support" durch Gruppen und kleine Netze für Verhaltensbeeinflussung und Verhaltensänderung ist so offenkundig [2, 14, 17], daß die Zielgruppen auch als unmittelbare Adressaten angesprochen werden müssen. Zumal diese „Demokratisierung" des Gesundheitswesens gleichläuft mit einer „Laisierung der Medizin", also mit einem wachsenden und bleibenden Selbstbewußtsein und Selbstverhalten der „Gesundheitsbürger".

Ich kann mir nicht vorstellen, daß eine Arzneimittelpolitik, die die Zeichen der Zeit versteht, nicht dem gleichen Trend folgt, also den Weg zum Arzneimittelverbraucher findet. Das verstehe ich unter der „sozialen Kommunikation", in die das Arzneimittel eintreten muß, will es sich auf dem Markt der Gesundheitsgüter behaupten, sich immer wieder von neuem gegen Alternativen durchsetzen. Das Arzneimittel der Zukunft wird eine Forschung und Entwicklung, einen

Vertrieb und eine Vertretung nötig haben, die nicht nur zum Arzt und Apotheker, zum Journalisten und Medienpublizisten mit fachlicher Information spricht, sondern auch in verständlicher Sprache zum Bürger des Sozialstaates.

Literatur

1. Allensbacher Berichte (1968) Jeder Dritte leidet an Kreislaufstörungen. Ein demoskopischer Befund zum Gesundheitszustand der Deutschen. Allensbacher Bericht 30
2. Badura B (Hrsg) (1981) Soziale Unterstützung und chronische Krankheit. Zum Stand sozialepidemiologischer Forschung. Suhrkamp, Frankfurt am Main
3. Badura B, Ferber C von (Hrsg) (1981) Selbsthilfe und Selbstorganisation im Gesundheitswesen. Oldenbourg, München Wien
4. Beske F, Cranz H, Eberwein B, Kranz HA (Hrsg) (1985) Die Funktion der Verschreibungspflicht im heutigen Gesundheitswesen (Institut für Gesundheits-System-Forschung). Schmidt & Klaunig, Kiel
5. Blohmke M, Keil U (Hrsg) (1977) Gesundheit – Krankheit – Arbeitsunfähigkeit. Selbstmedikation. Freie Vorträge. Wissenschaftliche Jahrestagung der Deutschen Gesellschaft für Sozialmedizin am 14. und 15. Oktober 1976 in Heidelberg (Schriftenreihe Arbeitsmedizin, Sozialmedizin, Präventivmedizin, Band 64). Gentner, Stuttgart (besonders Vorträge zur „Selbstmedikation", S 103–174)
6. Bundesminister für Arbeit und Sozialordnung (1986) Sozialbericht 1986. Bonn, S 30 f
7. Bundesministerium für Jugend, Familie, Frauen und Gesundheit (1985) Daten des Gesundheitswesens. Ausgabe 1985. Bonn (Abschnitt „Mortalität", S 169 ff)
8. Cranz H (1986) pharma selbstmedikation. Hrsg vom Bundesverband der Pharmazeutischen Industrie. Selbstverlag, Frankfurt am Main, S 16 f, 19 ff
9. Cranz H, Czech-Steinborn S, Frey H, Reese K-H: Selbstmedikation. Eine Standortbestimmung (Institut für Gesundheits-System-Forschung). Schmidt & Klaunig, Kiel 1982
10. Deutsch KW (1983) Der Übergang zur Informationsgesellschaft. Eingearbeitet im: Bericht der Kommission „Zukunftsperspektiven gesellschaftlicher Entwicklungen", erstellt im Auftrag der Landesregierung von Baden-Württemberg, S 73 ff
11. Deutsch KW, Sonntag P (1981) From the industrial society to the information society. Crises of transition in society, politics, and culture. Discussion papers. Internationales Institut für Vergleichende Gesellschaftsforschung des Wissenschaftszentrums, Berlin
12. Deutsches Ärzteblatt (1987) Kommentar und Bericht über den neuen „Einheitlichen Bewertungsmaßstab (EBM)" 84. Dtsch Ärztebl 13:529 ff
13. Ferber C von, Badura B (Hrsg) (1983) Laienpotential, Patientenaktivierung und Gesundheitsselbsthilfe. Oldenburg, München Wien
14. Franz HJ (1986) Bewältigung gesundheitsgefährdender Belastungen durch soziale Unterstützung in kleinen Netzen. Dissertation, Sozialwissenschaftliche Fakultät der Universität Konstanz
15. Fürstenberg F, Herder-Dorneich P, Klages H (Hrsg) (1984) Selbsthilfe als ordnungspolitische Aufgabe. Nomos, Baden-Baden (über „Laienarbeit" und „Laienmedizin" die Beiträge von C. Badelt und A. Schuller)
16. Gartner A, Riessman F (1978) Der aktive Konsument in der Dienstleistungsgesellschaft. Zur politischen Ökonomie des tertiären Sektors. Suhrkamp, Frankfurt am Main (mit einem Nachwort von B. Badura, S 325–345)
17. Grunow D, Breitkopf H, Dahme HJ, Engfer R, Grünow-Lütter V, Paulus W (1983) Gesundheitsselbsthilfe im Alltag. Ergebnisse einer repräsentativen Haushaltsbefragung über gesundheitsbezogene Selbsthilfeerfahrungen und -potentiale. Enke, Stuttgart
18. Hamm W (1980) Irrwege der Gesundheitspolitik. Mohr, Tübingen (Vorträge und Aufsätze, Walter Eucken Institut, 75; über Arzneimittelausgaben der Krankenkassen und zur verfehlten Kostendämpfung mittels des Arzneimittelhöchstbetrages, S 36 ff u 64 ff)

19. Hamm W, Jessen J, Nord D, Pehlke H (1984) Aspekte zur GKV-Strukturreform. Hrsg von der Medizinisch Pharmazeutischen Studiengesellschaft. Fischer, Stuttgart New York 1984
20. Hartmann F (1979) Iatrogenesis – eine neue Epidemie? In: Flöhl R (Hrsg) Maßlose Medizin? Antworten auf Ivan Illich. Springer, Berlin Heidelberg New York (mit weiterer Literatur)
21. Haynes RB, Taylor DW, Sackett DL (1982) Compliance Handbuch. Oldenbourg, München Wien (besonders die Studien zur Non-Compliance bei Arzneimittelverordnungen von D. L. Sackett und J. C. Snow; B. S. Hulka; B. Blackwell; E. S. Gibson)
22. Herder-Dorneich P (Hrsg) (1977) Arzneimittelökonomik. Med Mensch Gesellschaft 2/1: 1–22
23. Herder-Dorneich P (1980) Gesundheitsökonomik. Systemsteuerung und Ordnungspolitik im Gesundheitswesen. Enke, Stuttgart (über Ordnungspolitik auf dem Pharma-Sektor, S 157 ff)
24. Hoffmann W (1987) Pillen gegen den Arzt. Den Medizinern bereitet der Verkaufserfolg rezeptfreier Medikamente Kopfschmerzen. Die Zeit 22:39 (mit neuesten Apothekenumsatzzahlen)
25. Kelley AB (1982) Haben die Medien eine Bedeutung für die Compliance im öffentlichen Gesundheitswesen? In: Compliance Handbuch, zitiert [21], S 227–237
26. Kotler P (1978) Marketing für Nonprofit-Organisationen. Poeschel, Stuttgart; Kapitel XVI: „Marketing im Gesundheitswesen", S 301–326
27. Langbein K, Martin H-P, Sichrovsky P, Weiss H (1981) Gesunde Geschäfte. Die Praktiken der Pharma-Industrie. Kiepenhauer & Witsch, Köln
28. Langbein K, Martin H-P, Sichrovsky P, Weiss H (Hrsg) (1983) Bittere Pillen. Nutzen und Risiken der Arzneimittel. Ein kritischer Ratgeber, 21. Aufl. Kiepenhauer & Witsch, Köln
29. Linden M (1986) Compliance. In: Dölle W, Müller-Oerlinghausen B, Schwabe U (Hrsg) Grundlagen der Arzneimitteltherapie. Bibliographisches Institut, Mannheim Wien Zürich, S 324–330
30. Löffler S (1987) Ein Schweizer Gutachten für Deutschlands Pharmazie. Ausbau der Arzneimittelberater-Tätigkeit. Neue Züricher Zeitung (Fernausgabe) 168
31. Lüth P (1986) Medizin in unserer Gesellschaft. Voraussetzungen, Änderungen, Ziele. VCH Verlagsgesellschaft, Weinheim
32. Medizinisch Pharmazeutische Studiengesellschaft (Hrsg) (1983) Arzneimittel, Medizin und Gesellschaft. Vorträge und Aufsätze von 1967–1982. Selbstverlag, Mainz
33. Mohring D (Hrsg) (1977) Touristikmedizin, 2. Aufl. Thieme, Stuttgart (über Arzneimittel passim)
34. Nord D (1976) Arzneimittelkonsum in der Bundesrepublik Deutschland. Eine Verhaltensanalyse von Pharma-Industrie, Arzt und Verbraucher. Enke, Stuttgart
35. Nord D (1982) Die soziale Steuerung der Arzneimittelversorgung. Bedürfnis- versus Budgetsteuerung im Gesundheitswesen. Enke, Stuttgart
36. Oberender P (1983) Mehr Wettbewerb im Arzneimittelbereich der gesetzlichen Krankenversicherung: Eine Alternative zum staatlichen Dirigismus. Med Mensch Gesellschaft 8/1: 26–35
37. Oberender P (1986) Werbung bei Arzneimitteln – eine ökonomische Betrachtung. Med Mensch Gesellschaft 11/2:142–149
38. Opaschowski HW (1983) Arbeit. Freizeit. Lebenssinn? Orientierungen für eine Zukunft, die längst begonnen hat. Leske & Budrich, Opladen
39. Opielka M, Ostner J (Hrsg) (1987) Umbau des Sozialstaats. Klartext Verlag, Essen (Perspektiven der Sozialpolitik, Bd 2; vor allem Abschnitt „Anders helfen", S 309–453)
40. Robert-Bosch-Stiftung (1981/1982) Beiträge zur Gesundheitsökonomie, 3 Bde. Bleicher, Gerlingen (besonders Bd 3: Betrieb, Markt und Kontrolle im Gesundheitswesen. Hrsg von G. Gäfgen und H. Lampert
41. Robert-Bosch-Stiftung (Hrsg) (1987) Krankenhausfinanzierung in Selbstverwaltung – Kommissionsbericht. Bleicher, Gerlingen (Beiträge zur Gesundheitsökonomie, Bd 20)
42. Rosenbrock R (1983) Selbsthilfegruppen im Gesundheitswesen unter Anpassungsdruck. Zwischen Untergang und Marktkonformität. Veröffentlichungsreihe des Internationalen Instituts für Vergleichende Gesellschaftsforschung/Arbeitspolitik des Wissenschaftszen-

trums Berlin, abgedruckt auch u. a. T.: Selbsthilfe und Marktökonomie. Unheimliche Begegnungen der dritten Art. In: Ambulante Gesundheitsarbeit. Argument-Sonderband AS 102. Argument-Verlag, Berlin 1983, S 84–101
43. Rothschuh KE (1978) Konzepte der Medizin in Vergangenheit und Gegenwart. A. Hippokrates, Stuttgart
44. Rothschuh KE (1983) Naturheilbewegung, Reformbewegung, Alternativbewegung. Wissenschaftliche Buchgesellschaft, Darmstadt
45. Rüschmann H-H (1982) Die Bedeutung der Krankenhaus-Diagnosestatistik bei der Analyse zentraler Probleme im Gesundheitswesen (Institut für Gesundheits-System-Forschung). Schmidt & Klaunig, Kiel
46. Ruß-Mohl S (Hrsg) (1986) Wissenschafts-Journalismus. München (besonders Kapitel „Medienspezifische Präsentation", S 129–156)
47. Sachverständigenrat für die Konzertiere Aktion im Gesundheitswesen (1987) Jahresgutachten 1987. Medizinische und ökonomische Orientierung. Baden-Baden (bes Teil A/III: Angebot und Inanspruchnahme von Gesundheitsleistungen, und A/IV Wirtschaftliche und finanzielle Rahmenbedingungen sowie Teil B/I: Der Arzneimittelbereich)
48. Schaefer H, Blohmke M (1978) Sozialmedizin, 2. Aufl. Thieme, Stuttgart (Abschnitt „Mortalitätsstatistik", S 128–138)
49. Schuller A (Hrsg) (1979) Laienmedizin. Med Mensch Gesellschaft 4/1 : 1–22 (mit den Beiträgen von J. Kickbusch, E. Redler, P. Herder-Dorneich)
50. Schwendtke A (1986) Krankenverhalten, kritische Lebenssituationen und Coping. Dissertation, Sozialwissenschaftliche Fakultät der Universität Konstanz
51. Siegrist J, Hendel-Kramer A (Hrsg) (1979) Wege zum Arzt. Ergebnisse medizinsoziologischer Untersuchungen zur Arzt-Patientbeziehung. Urban & Schwarzenberg, München Wien Baltimore
52. Spiegel-Verlagsreihe (1983) Märkte im Wandel, Bd 11: Freizeitverhalten. SPIEGEL-Verlag, Hamburg (über „Medienkonsum", S 98–114)
53. Stephan G (1984) Krise im Kurtourismus. Strukturanalyse und Management der Kuruntersuchung. Verwaltungswissenschaftliche Diplomarbeit, Konstanz (unveröffentlicht)
54. Steuer W (1978) Gesundheitsvorsorge und Krankheitsfrüherkennung, 2. Aufl. Thieme, Stuttgart (mit Darstellung von einzelnen Risikogruppen)
55. Verband der privaten Krankenversicherung (1986) Die private Krankenversicherung. Zahlenbericht 1985/86. Selbstverlag, Köln, S 40, 42, 46, 50
56. Winckelmann HJ (1986) Selbstmedikation. In: Dölle W, Müller-Oerlinghausen B, Schwabe U (Hrsg) Grundlagen der Arzneimitteltherapie. Mannheim Wien Zürich, S 449–456
57. Wolf K, Jurczeck P (1986) Geographie der Freizeit und des Tourismus. Ulmer, Stuttgart
58. Wolff M (1987) Pharma-Marketing und Umwelt. Mehrdeutige Information als Auslöser einer neuen Semantik des Arzneimittels. Dissertation, Sozialwissenschaftliche Fakultät der Universität Konstanz (jetzt gedruckt René F. Wilfer, Spardorf; vor allem S 15 ff, 87 ff, 141 ff)
59. Zalewski T (1984) Originäre Nachfrage nach medizinischen Leistungen und Steuerungspotentiale in der ambulaten ärztlichen Versorgung. Asgard, Sankt Augustin (über Wunschverschreibungen mit genaueren Daten, S 91 ff)
60. Zandanel I, Blasy J, Bojanowski B, Allgeier F, Allgeier K (Hrsg) (1985) Die besseren Pillen. Gesundheit durch natürliche Medikamente und Heilmethoden. Mosaik, München

Selbst hilft sich der Mann/die Frau: Tendenzen zur Selbstmedikation

H. J. Winckelmann[1]

Definition

Selbstmedikation ist ein Teil der Selbstbehandlung. Unter Selbstbehandlung werden alle Maßnahmen verstanden, die bei einer Störung des Wohlbefindens ohne Einschaltung des Arztes ergriffen werden mit dem Ziel, das Wohlbefinden wiederherzustellen. Unter Selbstmedikation versteht man die Vorbeugung, Linderung oder Heilung von sog. geringfügigen Gesundheitsstörungen oder auch Mißbefindlichkeiten mit Arzneimitteln, die ohne ärztliche Verschreibung erhältlich sind. Sie soll nicht Krankheiten heilen, sondern in erster Linie den großen Bereich der Alltagsbeschwerden beheben. Die Möglichkeit der Selbstmedikation werden allerdings sowohl durch den Grad der Kenntnis und der Informiertheit des Verbrauchers als auch durch die Handlungsmöglichkeiten des einzelnen begrenzt.

Situationsanalyse

Um den Umfang der Selbstmedikation zu bestimmen, können im wesentlichen zwei Wege beschritten werden. Zum einen geben sozialwissenschaftliche Studien Aufschluß über Verhaltensweisen im Zusammenhang mit Selbstmedikation. Dazu gehören beispielsweise das Führen von Gesundheitstagebüchern, retrospektive und prospektive Untersuchungen zu in der Vergangenheit getätigten oder für die Zukunft geplanten Verhaltensweisen, wie auch Beobachtungen und Interviews in Apotheken. Zum anderen ergeben sich über die finanzielle Bewertung dieser Verhaltensweisen, also über die Erfassung der Arzneimittelkäufe, die mit der Selbstmedikation verbundenen monetären Aufwendungen. Die Berücksichtigung beider Arten von Studien verdeutlicht am besten die Entwicklung der Selbstmedikation in Vergangenheit und Gegenwart. Bei Zeitreihenanalysen über sozialwissenschaftliche Untersuchungen besteht häufig die Schwierigkeit, daß viele Untersuchungen nur zu einem bestimmten Zeitpunkt durchgeführt werden und die Vergleichbarkeit dieser Untersuchungen aufgrund unterschiedlicher methodischer Ansätze häufig problematisch ist. Ein einheitli-

---

[1] Apothekerstr. 15, 7918 Illertissen

cher Untersuchungsansatz über mehrere Jahre hinweg ist daher eine notwendige Voraussetzung zum Aufzeigen von längerfristigen Entwicklungen (Cranz 1986a).

Markt

Apothekenpflichtige Arzneimittel

Der Umsatz der 17439 Apotheken in der Bundesrepublik Deutschland und West-Berlin belief sich im Jahre 1986, bezogen auf die Verbraucherpreise, auf 27,9 Mrd. DM (Bundesvereinigung Deutscher Apothekerverbände 1987; Abb. 1). Ca. 91% oder ca. 25,4 Mrd. DM entfielen auf apothekenpflichtige Arzneimittel, und weitere 1,8% oder rund 0,5 Mrd. DM auf frei verkäufliche Arzneimittel. Heil- und Hilfsmittel beanspruchten einen Anteil von ca. 3,6% oder ca. 1,0 Mrd. DM des Umsatzes. Das Ergänzungssortiment im klassischen Sinne (Körperpflegemittel, Kosmetika, Diätetika, Babynahrung usw.) trug einen Anteil von ca. 3,6% (oder ca. 1,0 Mrd. DM) zum gesamten Umsatz bei. Von dem apothekenpflichtigen Arzneimittelumsatz in Höhe von rund 25,4 Mrd. DM wurden ca. 68% (17,3 Mrd. DM) mit verschreibungspflichtigen und ca. 32% (8,1 Mrd. DM) mit nicht verschreibungspflichtigen Arzneimitteln getätigt. Dieses Verhältnis ist gegenüber dem Vorjahr relativ konstant geblieben. Bemerkenswert ist,

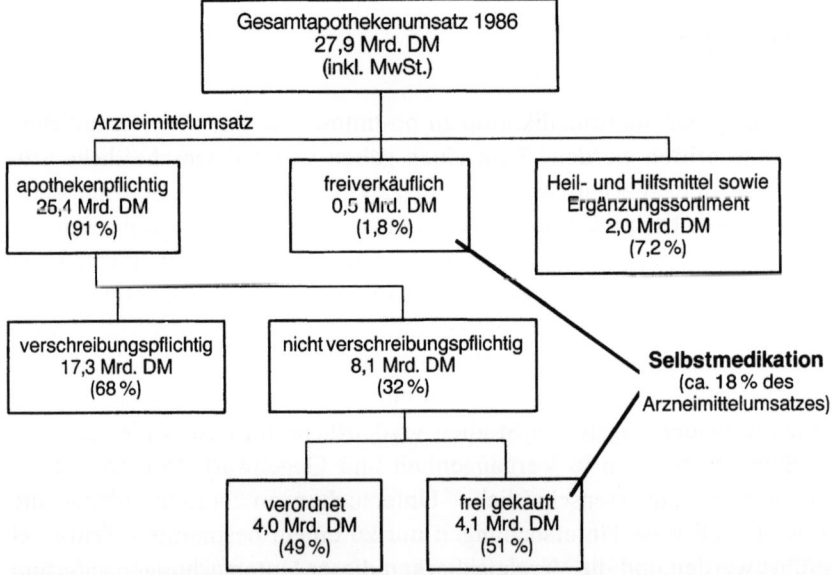

Abb. 1. Gesamtumsatz der 17439 Apotheken in der Bundesrepublik Deutschland und West-Berlin 1986, bezogen auf Verbraucherpreise. (Nach Bundesvereinigung Deutscher Apothekerverbände und eigenen Berechnungen)

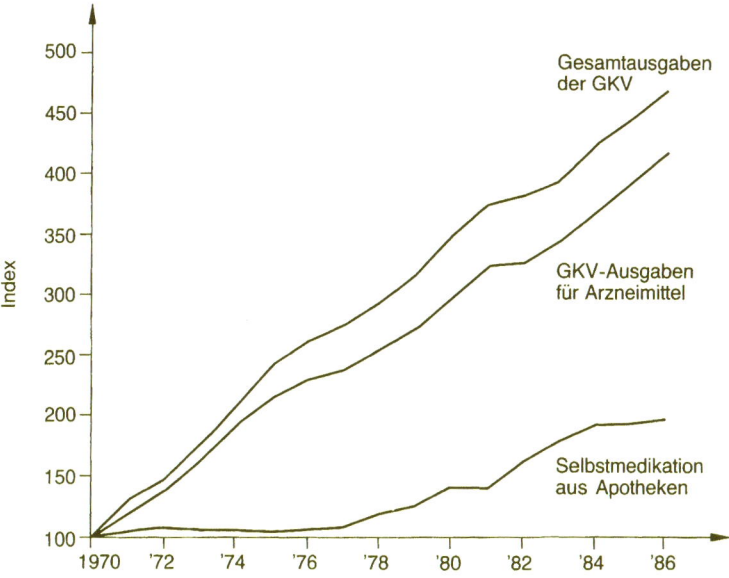

Abb. 2. Entwicklung der Selbstmedikation im Vergleich zu den Ausgaben der GKV

daß die verschreibungspflichtigen Arzneimittel mit einem Umsatzanteil von ca. 68% bei den Packungen nur einen Anteil von ca. 45% erreichten. Verschreibungspflichtige Arzneimittel lagen im Preis je Packung also deutlich höher (mehr als 2mal so hoch) als nicht verschreibungspflichtige. Fast die Hälfte der nicht verschreibungspflichtigen Arzneimittel (ca. 4,0 Mrd. DM) wurden ebenfalls von den Ärzten verordnet.

Mit einem Volumen von ca. 4,1 Mrd. DM waren apothekenpflichtige Arzneimittel am gesamten Selbstmedikationsumsatz beteiligt. Der Anteil der Selbstmedikation am Arzneimittelumsatz insgesamt blieb von 1979 bis 1982 mit rund 16% mehr oder minder konstant, 1983 stieg der Anteil auf rund 18% an. Diese Verschiebung muß nicht zuletzt mit der Einführung der Negativliste begründet werden. Aber auch bei Arzneimitteln, die nicht von dem Negativkatalog betroffen sind, war ein Anstieg der Selbstmedikation zu verzeichnen. Seit 1983 ist der Anteil der Selbstmedikation am Arzneimittelumsatz der Apotheken mit rund 18% relativ konstant geblieben. Bezieht man den Anteil der Selbstmedikation nicht auf den Umsatz, sondern auf die Zahl der abgegebenen Arzneimittelpackungen, ergibt sich ein wesentlich höherer Wert (rund 30%; Hüsgen 1987).

Abb. 2 verdeutlicht die Entwicklung der Selbstmedikation in Apotheken zwischen 1970 und 1986 in Indexwerten. Es fällt auf, daß sich zwischen 1970 und 1977 das Volumen der Selbstmedikation zu Endverkaufspreisen kaum verändert hat. Aufgrund der in diesem Zeitraum durchgeführten Preisveränderungen bedeutet dies einen realen Rückgang der Selbstmedikation. Auffälligerweise pa-

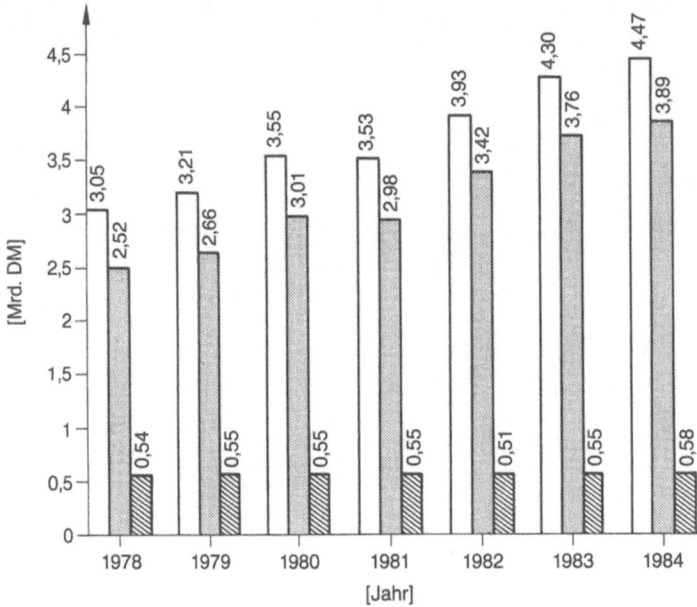

Abb. 3. Umsätze nicht verschriebener Pharmaka in Mrd. DM zu Endverkaufspreisen (*weiß* insgesamt, *punktiert* in Apotheken, *schraffiert* außerhalb von Apotheken). (Nach DMS/ANZAG)

rallell zu den Diskussionen um die Kostenexplosion im Gesundheitswesen und damit verbundenen gesetzlichen Maßnahmen kam es vor allen Dingen in den Jahren 1978 und 1980 sowie in den Jahren 1982 bis 1984 (Abb. 3) zu einem Anstieg der Selbstmedikation. Auch wenn aufgrund unterschiedlicher Berechnungsweisen und gewisser, nicht eindeutig zu bestimmender Größen eine exakte Quantifizierung nicht möglich ist, kann in diesem Jahr mit einem Volumen der Selbstmedikation in Apotheken von etwa 4,9 Mrd. DM gerechnet werden. Im Vergleich dazu sind in den vergangenen Jahren die Ausgaben der gesetzlichen Krankenversicherung allgemein und speziell für Arzneimittel aus Apotheken ebenfalls mit temporärer Abflachung in weitaus stärkerem Maße gestiegen.

Trotz des eingehaltenen Preisstillhaltebeschlusses sind auch im Jahre 1986 die Aufwendungen der Träger der gesetzlichen Krankenversicherung für Arzneimittel um 5% gestiegen, wobei die Mengenkomponente mit ca. 2,2% den größten Anteil hatte (Bundesverband der Pharmazeutischen Industrie 1987). Somit ist zum ersten Mal seit Jahren wieder eine Ausweitung des Arzneimittelverbrauchs nach Packungen festzustellen.

Abb. 4 gibt die Aufwendungen für die wichtigsten Arzneimittelgruppen der Selbstmedikation für das Jahr 1986 an. Der größte Teilmarkt der Selbstmedikation waren im Jahre 1986 die Grippe- und Erkältungspräparate, deren Volumen sich auf rund 597 Mio. DM belief. Es folgen die rezeptfreien Schmerzmittel und Verdauungspräparate, für die auch über 500 Mio. DM aufgewendet wurden.

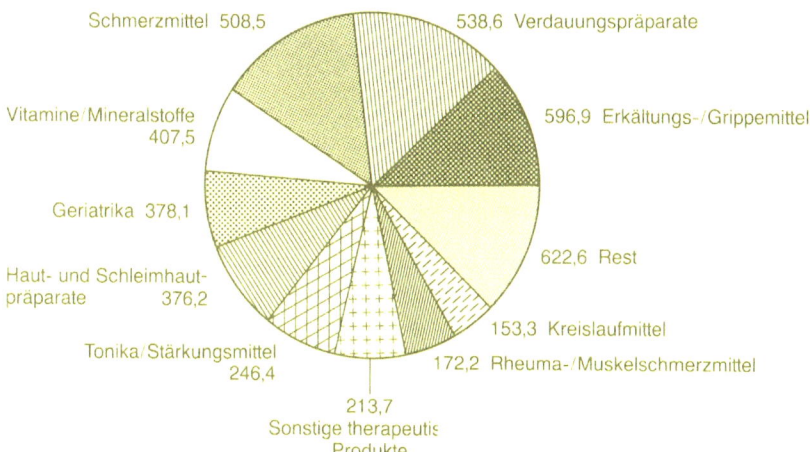

Abb. 4. Wichtigste Märkte der Selbstmedikation 1986 in Mio. DM. (Nach Bundesfachverband der Arzneimittelhersteller und eigenen Berechnungen)

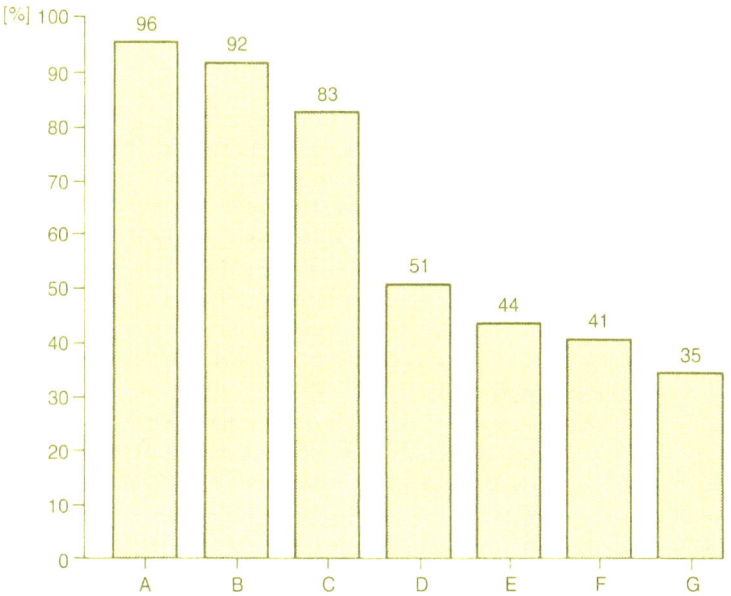

Abb. 5. Wichtigste Teilmärkte des Selbstmedikationsanteils 1986. *A* Tonika/Stärkungsmittel, *B* Geriatrica, *C* Schmerzmittel, *D* Vitamine/Mineralstoffe, *E* Erkältungs-/Grippemittel, *F* Haut- u. Schleimhautpräparate, *G* Verdauungspräparate

Danach rangieren die Vitamine und Mineralstoffe, Geriatrika, Arzneimittel gegen Hauterkrankungen und zum Schutz der Haut sowie Stärkungsmittel.

Aus Abb. 5 ist der Handverkaufsanteil (wertmäßig) einzelner Präparategruppen im entsprechenden Teilmarkt ersichtlich. Vergleicht man die Angaben mit Zahlen aus dem Jahre 1980, so hat sich der Trend zur Selbstversorgung mit Schmerzmitteln, Erkältungspräparaten und Abführmitteln deutlich verstärkt.

Tabelle 1. Umsatz freiverkäuflicher Arzneimittelgruppen 1975–1984 zu Endverkaufspreisen (in Mio. DM). (Nach DROMA)

Arzneimittelgruppe	Jahr									
	1975	1976	1977	1978	1979	1980	1981	1982	1983	1984
Erkältungspräparate	25	25	24	16	17	17	18	19	22	26
Medizinische Bäder	35	40	45	50	50	55	63	71	88	91
Laxanzien	90	85	83	80	78	78	82	82	85	87
Hausmittel und Geriatrika	170	165	170	175	185	190	187	183	191	212
Tonika	285	290	276	268	264	247	236	196	201	191
Sonstige Arzneimittel	190	225	238	264	284	310	329	325	338	373
Insgesamt	795	830	836	853	878	897	915	876	925	980

Tabelle 2. Umsatz freiverkäuflicher Arzneimittelgruppen in ausgewählten Vertriebswegen 1975–1984 zu Endverkaufspreisen in Mio. DM. (*In Klammern*: Marktanteile in %; nach DROMA)

Vertriebsweg	Jahr									
	1975	1976	1977	1978	1979	1980	1981	1982	1983	1984
	Mio. (%) DM	Mio. (%) DM	Mio. (%) DM	Mio. (%) DM	Mio. (%) DM	Mio. (%) DM	Mio. (%) DM	Mio. (%) DM	Mio. (%) DM	Mio. (%) DM
Apotheken	352 (44,3)	342 (41,2)	330 (39,5)	317 (37,2)	327 (37,2)	352 (39,3)	365 (39,9)	362 (41,3)	380 (41,1)	399 (40,7)
Drogerien/Drogeriemärkte	271 (34,1)	301 (36,3)	309 (37,0)	311 (36,5)	315 (35,9)	297 (33,1)	298 (32,6)	275 (31,4)	309 (33,4)	333 (34,0)
Reformhäuser	55 (6,9)	58 (7,0)	58 (6,9)	62 (7,3)	63 (7,2)	64 (7,1)	67 (7,3)	68 (7,8)	70 (7,6)	72 (7,3)
Kauf- und Warenhäuser	46 (5,8)	42 (5,0)	41 (4,9)	42 (4,9)	39 (4,4)	39 (4,4)	36 (3,9)	31 (3,5)	27 (2,9)	26 (2,7)
Verbrauchermärkte	20 (2,5)	34 (4,1)	43 (5,2)	56 (6,6)	66 (7,5)	72 (8,0)	73 (8,0)	71 (8,1)	75 (8,1)	84 (8,6)
Sonstige	51 (6,4)	53 (6,4)	55 (6,5)	65 (7,5)	68 (7,8)	73 (8,1)	76 (8,3)	69 (7,9)	64 (6,9)	66 (6,7)

Freiverkäufliche Arzneimittel

Nach Datenmaterial der Droma, Frankfurt (Cranz 1986a), belief sich der Gesamtumsatz freiverkäuflicher Arzneimittel zu Endverbraucherpreisen 1984 auf 980 Mio. DM, nachdem er 1975 bei 795 Mio. DM und 1981 bei 915 Mio. DM gelegen hatte. Erhebliche, über die Entwicklung des Gesamtmarktes liegende Umsatzzuwächse waren somit in den vergangenen Jahren nicht festzustellen. Im Vergleich zu 1982 ergaben sich 1983 und 1984 relativ starke Anstiege von über 5%, allerdings nach einem relativ starken Rückgang 1982 von 4,3% im Vergleich zu 1981 (siehe Tabelle 1). Diese Zahlen geben leider keine Auskunft über die Umsatzentwicklung nach Packungen oder Zähleinheiten, die für eine Einschätzung der Entwicklung des Gesamtverbrauchs wichtig wären.

Beachtliche Anteile am Umsatz freiverkäuflicher Arzneimittel hatten 1984 die Hausmittel und Geriatrika (212 Mio. DM) sowie die Tonika (191 Mio. DM). Es folgen die medizinischen Bäder mit 91 Mio. DM, Laxanzien mit 87 Mio. DM und Erkältungspräparate mit 26 Mio. DM. Bei einer Betrachtung des Zeitraums seit 1975 ist festzustellen, daß sich der Marktanteil der Apotheken an freiverkäuflichen Arzneimitteln zwischen 1975 und 1978 erheblich verringert hat und daß selbst der Umsatz freiverkäuflicher Arzneimittel in Apotheken in absoluten Zahlen von 352 Mio. DM auf 317 Mio. DM gesunken ist (Tabelle 2). Seit 1979 ist jedoch eine Trendwende festzustellen, die zu einem Wiederanstieg des Marktanteils der Apotheken auf über 41% führte, verbunden mit einem Umsatzzuwachs auf 399 Mio. DM im Jahre 1984. Bei den einzelnen freiverkäuflichen Arzneimittelgruppen sind unterschiedliche Marktanteilsentwicklungen in den einzelnen Vertriebskanälen festzustellen (s. Tabelle 3).

Verhalten des Patienten

Beurteilung des eigenen Gesundheitszustandes

Das Statistische Bundesamt veröffentlicht regelmäßig Zahlen über den Mikrozensus, der 1% der Haushalte in der Bundesrepublik Deutschland erfaßte. Dabei wurde auch nach dem Gesundheitszustand der Bevölkerung gefragt (Statistisches Bundesamt 1982). Im Sinne der Befragung galt eine Person als krank, wenn sie sich am Stichtag der Befragung oder in einem 4wöchigen Berichtszeitraum davor in ihrem Gesundheitszustand so beeinträchtigt fühlte, daß sie ihre übliche Beschäftigung (Berufstätigkeit, Hausarbeit, Schulbesuch usw.) nicht voll ausüben konnte. Aufgrund dieser Definition liegt die Zahl der als krank zu bezeichnenden Personen niedriger als bei Untersuchungen, die allgemein nach Beeinträchtigungen des Wohlbefindens fragen. So waren im April 1982 rund 9,4 Mio. Personen krank und 671000 Personen unfallverletzt, d.h., über 10 Mio.

Tabelle 3. Umsätze freiverkäuflicher Arzneimittelgruppen in ausgewählten Vertriebswegen 1979–1983 (Marktanteile in %). (Nach DROMA)

Vertriebsweg	Arzneimittelgruppen											
	Erkältungs- präparate		Laxanzien		Tonika		Hausmittel und Geriatrika		Medizinische Bäder		Sonstige Arzneimittel	
	1979 [%]	1983 [%]	1979 [%]	1983 [%]	1979 [%]	1983 [%]	1979 [%]	1983 [%]	1979 [%]	1983 [%]	1979 [%]	1983 [%]
Apotheken	41,2	45,5	46,1	44,7	26,1	31,8	28,6	34,6	22,0	15,9	53,2	55,6
Drogerien/Drogeriemärkte	47,0	45,5	38,4	40,0	42,8	40,3	38,9	36,7	32,0	31,8	26,8	25,4
Reformhäuser			5,1	4,7	8,0	9,5	4,9	5,3			9,9	10,1
Kauf- und Warenhäuser	5,9	4,5			6,4	4,5	4,9	2,6	6,0	4,6		
Lebensmittelhandel							10,8	8,9	6,0	7,9		
Verbrauchermärkte					11,0	9,9	7,6	8,9	26,0	28,4		
Sonstige			10,4	10,6	5,7	4,0	4,3	3,0	8,0	11,4	10,1	8,9

Selbst hilft sich der Mann/die Frau

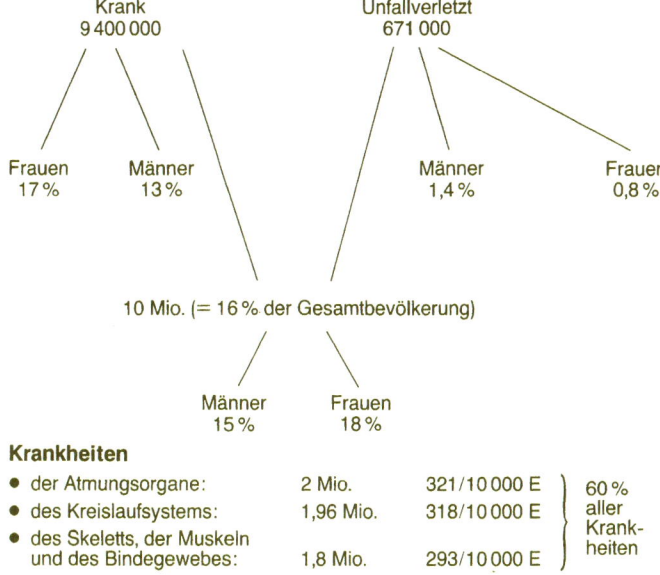

Krankheiten
- der Atmungsorgane: 2 Mio.   321/10 000 E   ⎫
- des Kreislaufsystems: 1,96 Mio.   318/10 000 E   ⎬ 60% aller Krankheiten
- des Skeletts, der Muskeln und des Bindegewebes: 1,8 Mio.   293/10 000 E   ⎭

Abb. 6. Gesundheitszustand der Bevölkerung – Mikrozensus 1982; Prozentangaben bezogen auf die Gesamtbevölkerung. (Statistisches Bundesamt 1982)

Personen oder rund 16% der Bevölkerung litten insgesamt unter einer gesundheitlichen Beeinträchtigung (Abb. 6). Der Anteil der kranken und unfallverletzten Frauen (18%) war höher als der Anteil der Männer (15%). Während bei den Kranken Frauen mit 17% stärker vertreten waren als Männer (13%), fielen bei den Männern die Unfallverletzten mit einem Anteil von 1,4% gegenüber 0,8% bei den Frauen stärker ins Gewicht. Als häufigste Beschwerden wurden im Berichtszeitraum von den Befragten genannt:

- Krankheiten der Atmungsorgane (knapp 2 Mio. Personen oder 321 Personen je 10 000 Einwohner),
- Krankheiten des Kreislaufsystems (1,96 Mio. Personen oder 318 Personen je 10 000 Einwohner) und
- Krankheiten des Skeletts, der Muskeln und des Bindegewebes (rund 1,8 Mio. Personen oder 293 Personen je 10 000 Einwohner).

Diese drei Gruppen von Krankheiten machen über 60% aller Erkrankungen aus.

Auf die allgemeinere Frage, wie viele Krankheiten oder Beschwerden in den vergangenen Wochen aufgetreten waren, gaben bei einer von Infratest-Gesundheitsforschung (1986) durchgeführten Untersuchung 77% aller Befragten (39 Mio. Einwohner) für den Zeitraum von 4 Wochen vor der Erhebung durchschnittlich 3 Krankheiten oder körperliche Beschwerden an. Dabei standen Kopfschmerzen mit 31%, Erkältungskrankheiten mit 25%, Schnupfen mit 22%, leichtere Herz-Kreislauf-Beschwerden mit 21%, Husten mit 18% sowie Nervo-

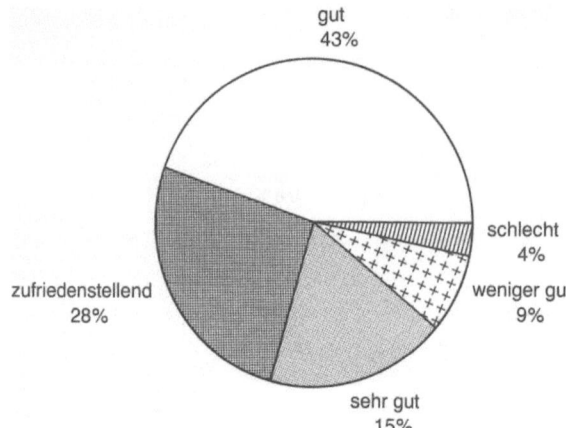

Abb. 7. Gesundheitszustand der Bevölkerung 1986. (Nach Infratest 1986)

sität/Unruhe mit 17% im Vordergrund der Beschwerden. Unter Berücksichtigung weiterer empirischer Untersuchungen kann davon ausgegangen werden, daß nur eine geringe Minderheit der Bevölkerung in der Bundesrepublik Deutschland, wie im übrigen auch in anderen Ländern, innerhalb eines Zeitraums von mehreren Monaten völlig beschwerdefrei ist.

Somit ist fast jedermann gezwungen, von Zeit zu Zeit eine Entscheidung über die Reaktion auf eine Beschwerde zu treffen, die in dem Ignorieren einer Erkrankung, der Durchführung einer Selbstbehandlungsmaßnahme oder einem Arztbesuch bestehen kann. Dabei sind fast alle Befragten der Infrateststudie der Meinung, daß leichtere Krankheiten und Beschwerden selbst behandelt werden können. Nur 3% der Bevölkerung äußern, man sollte bei jeder Beschwerde den Arzt aufsuchen. Das verbreitete Auftreten von Beschwerden könnte zu der Auffassung führen, die meisten Menschen seien krank oder Hypochonder. Die bei den meisten Untersuchungen subjektiv empfundenen und vom Patienten beschriebenen Beschwerden erlauben jedoch keine Aussage über den allgemeinen Gesundheitszustand der Bevölkerung. Vielmehr bezeichnet über die Hälfte der Bevölkerung (58%) ihren Gesundheitszustand im großen und ganzen als gut oder sogar sehr gut. 28% bezeichnen ihren Zustand als zufriedenstellend, während lediglich 13% ihren Gesundheitszustand als weniger gut bzw. schlecht bezeichnen (Abb. 7; Infratest 1986).

Im Vergleich zu den Jahren 1983 und 1984 zeigt der Bevölkerungsanteil, der seinen Gesundheitszustand als sehr gut oder gut bezeichnet, eine leicht zunehmende Tendenz. Epidemiologische Untersuchungen geben keinen Anhaltspunkt dafür, daß sich der Gesundheitszustand der Bevölkerung objektiv in den letzten Jahren verändert hat. Sehr wahrscheinlich hat sich die Einschätzung von Gesundheit und Krankheit, insbesondere die Grauzone zwischen den beiden Bereichen, verschoben. Leichtere Beschwerden werden danach nicht mehr so häufig als Krankheit verstanden, wie das möglicherweise vor 10 oder mehr Jahren noch der Fall war. Die Infrateststudie (1986) zeigt, daß, solange es sich um geringfügige Befindlichkeitsstörungen handelt, in der überwiegenden Mehrzahl der Fälle (75%) nichts unternommen wird; 15% nehmen in dieser Situation Arzneimittel ein, 9% suchen bereits in diesem Stadium den Arzt auf.

Verhalten bei gesundheitlichen Störungen

Art und Umfang der Selbstmedikation werden vom Patientenverhalten geprägt (Abb. 8). 50–80% der Kranken gehen nicht zum Arzt, erwarten eine Spontanheilung, behandeln sich mit Mitteln der Volksmedizin (z.B. Halswickel) oder stützen sich bei ihrer Selbstbehandlung auf frühere Erfahrungen aus ärztlicher Behandlung.

Die Bekanntheit der Beschwerden und deren subjektive Einschätzung als geringfügig sowie die Beobachtung des Symptomverlaufs in den ersten Stunden und Tagen führen bei den Betroffenen zu einer abgestuften Reaktion. Bei beginnenden Beschwerden tendiert ein großer Teil der Bevölkerung (63%; Infratest 1986) dazu, zunächst die weitere Entwicklung abzuwarten. Nur relativ wenige wenden als erstes Hausmittel an (8%), gehen sofort zum Arzt (5%) oder greifen auf die Hausapotheke zurück (3%). In zweiter Linie gewinnen dann Hausmittel (22%), Hausapotheke (16%) und Arztbesuch (13%) an Bedeutung, während der Einkauf in der Apotheke nach diesen Angaben mit insgesamt 11% der Nennungen (4% an zweiter Stelle, 4% an dritter Stelle, 3% noch später) eine vergleichsweise untergeordnete Rolle spielt.

Rund ein Drittel der Befragten nennt einen Arztbesuch bei beginnenden Beschwerden in der Mehrzahl erst an zweiter oder dritter Stelle.

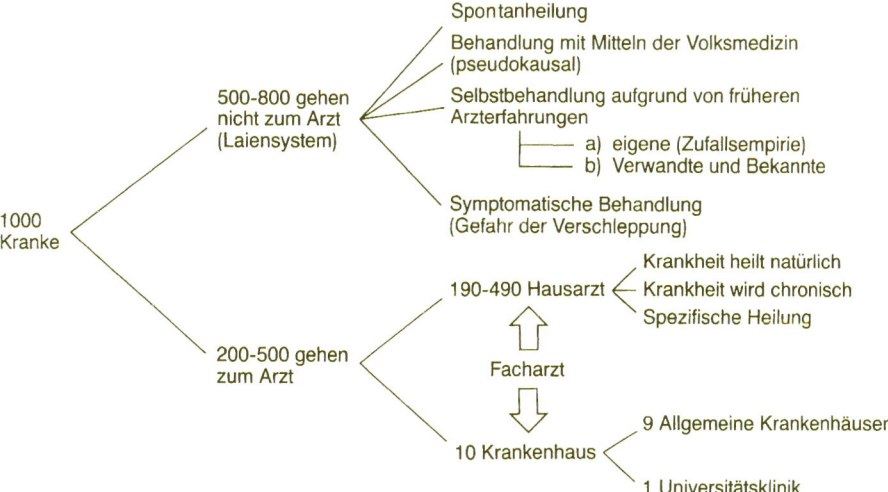

Abb. 8. Wege der Krankenversorgung und Krankheitsverläufe. (Nach Hartmann 1979)

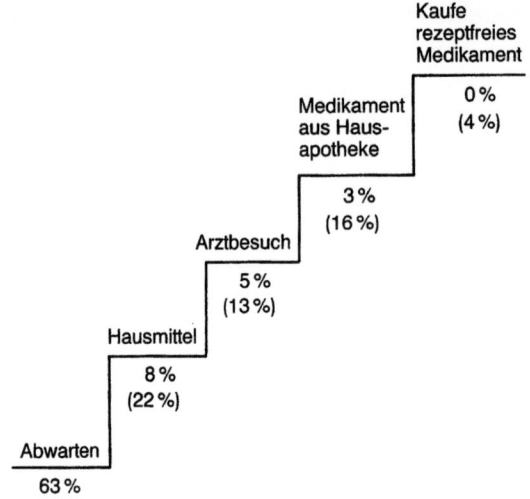

Abb. 9. Verhalten bei gesundheitlichen Störungen in % der Bevölkerung, Erstreaktion; Zweitreaktion *(in Klammern)*. (Nach Infratest 1986)

Diese Stufenleiter der Reaktionen auf leichte Beschwerden ist unabhängig von Alter, Geschlecht und Ausbildung. Sie ergibt sich auch aus den Befragungsergebnissen vorangegangener Infrateststudien aus den Jahren 1968, 1974 und 1982 (Abb. 9).

Auch hier liefert uns die neueste Infrateststudie (1986) wieder interessante Einzelergebnisse bei ausgewählten Beschwerden (Abb. 10).

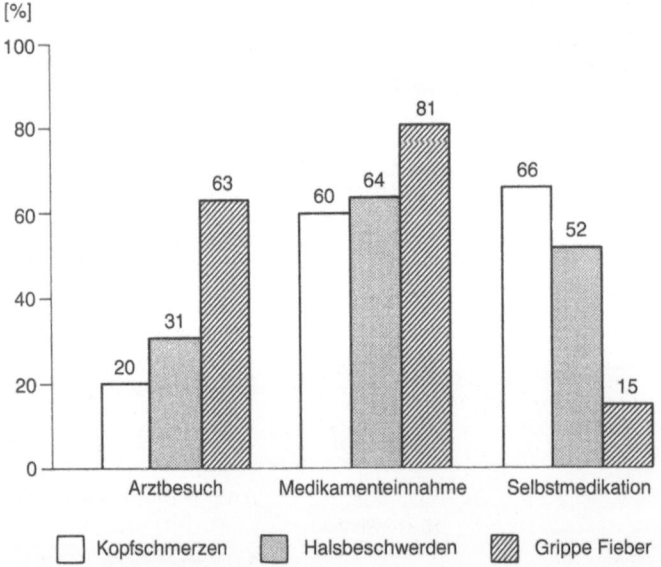

Abb. 10. Reaktionen bei ausgewählten Beschwerden (in %). (Nach Infratest 1986)

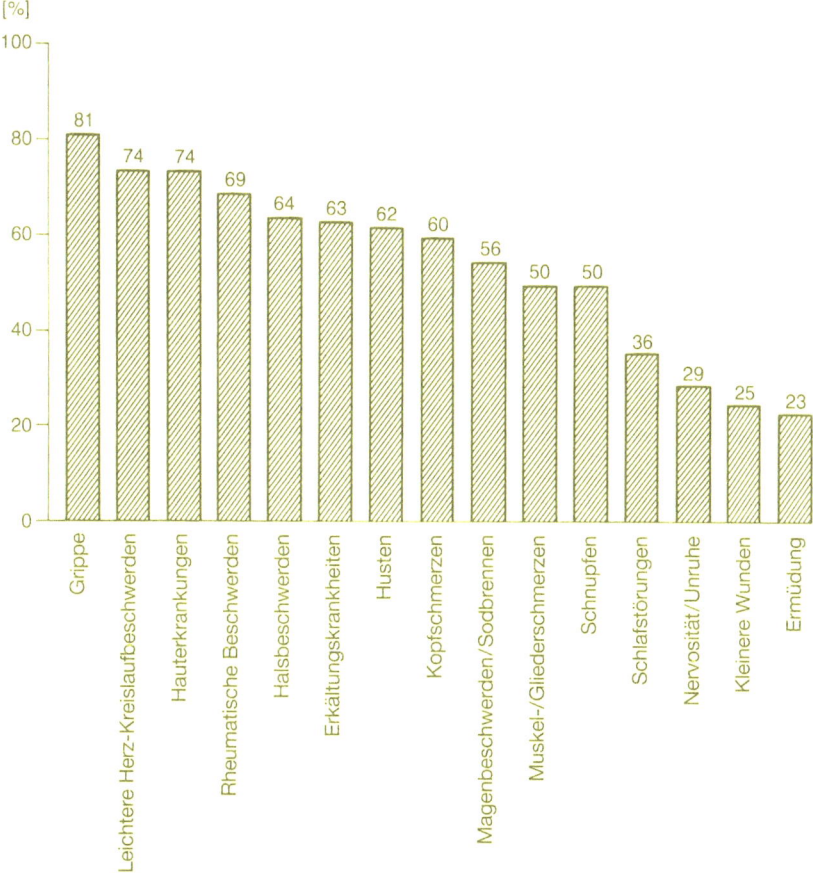

Abb. 11. Arzneimitteleinnahme bei ausgesuchten Beschwerden (in % aller Befragten). (Nach Infratest 1986)

66% der Befragten geben an, bei Kopfschmerzen Selbstmedikation zu betreiben, nur 20% suchen den Arzt auf. 60% gaben an, Medikamente einzunehmen. Bei Halsbeschwerden sind es immerhin noch 52%, die sich für die Selbstmedikation aussprechen, hier geht immerhin schon knapp ein Drittel zum Arzt, knapp zwei Drittel sprechen sich für die Medikamenteneinnahme aus.

Besonders hoch ist der Anteil derjenigen, die Medikamente verwendet haben, bei Grippe (81%), leichten Herz-Kreislauf-Beschwerden (74%), Hauterkrankungen (74%) und Venenerkrankungen (71%) (Abb. 11).

Einstellung zur Selbstmedikation

Zahlreiche Studien zum Verbraucherverhalten bei gesundheitlichen Störungen wurden und werden von den Meinungsforschungsinstituten Infratest und dem

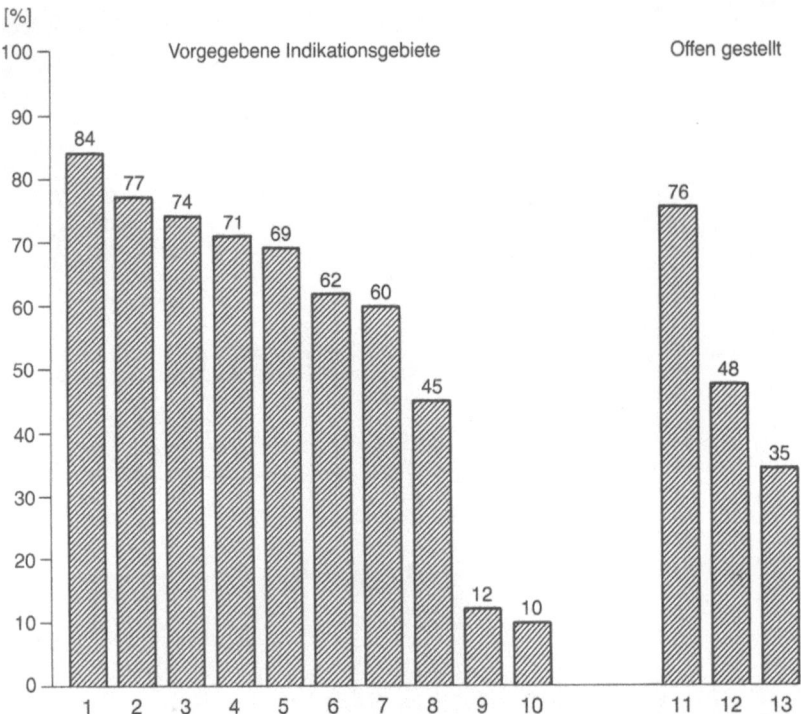

Abb. 12. Demoskopische Untersuchungsergebnisse auf die Frage: „Bei welchen Erkrankungen kann man sich auch ohne Arzt helfen?" *1* Kopfschmerzen, *2* Magenverstimmung, *3* Verstopfung, *4* Ermüdung, Erschöpfung, *5* Appetitlosigkeit, *6* Nervosität, *7* Schlaflosigkeit, *8* Grippe, *9* Rheuma, *10* Bluthochdruck, *11* Erkältungskrankheiten, *12* Kopfschmerzen, *13* Magen-/Darmbeschwerden. (Nach Institut für Demoskopie Allensbach 1982; Troschke 1983)

Institut für Demoskopie Allensbach durchgeführt. Eine Reaktion auf gesundheitliche Beschwerden ist in hohem Maße abhängig von der generellen Einstellung zu Arzneimittelanwendungen, Arztbesuchen und Selbstbehandlungsmaßnahmen. So zeigt Abb. 12, daß ein Großteil der Bevölkerung eine Selbstbehandlung bei Kopfschmerzen, Magenverstimmungen oder Verstopfung für möglich hält. Zurückhaltung wird bei Rheuma oder Bluthochdruck geübt, jedoch nur bei einem Teil der Bevölkerung setzt sich diese Einstellung in Selbstmedikation um. Die Ergebnisse der beiden Untersuchungen (v. Troschke 1983) zeigen, daß bei offener Fragestellung vom Patienten die Erkältungskrankheiten viel stärker als Selbstmedikationsfeld empfunden werden, als wenn die Indikationsgebiete vorstrukturiert sind. Die Antworten zeigen, daß sich die eine Selbstmedikation Betreibenden offensichtlich der Möglichkeiten, v. a. aber auch der Grenzen einer Selbstbehandlung von Krankheiten besser bewußt sind, als dies vielfach vermutet wurde. Insgesamt ist davon auszugehen, daß bei subjektiv als leicht eingestuften Erkrankungen die meisten Menschen nicht gleich zum Arzt gehen.

Laut einer Infratestbefragung aus dem Jahre 1985 gehen bei Venenerkrankungen 80%, bei Grippe 69% und bei Bronchitis ebenfalls 69% der Betroffenen zum Arzt. Bei diesen Erkrankungen werden von der Mehrzahl der Betroffenen Medikamente eingenommen, die vom Arzt verordnet wurden.

Bei Hypotonie geht etwa die Hälfte der Betroffenen zum Arzt, nur rund ein Drittel nimmt – in der Regel ärztlich verordnete – Medikamente.

Bei den anderen der hier abgefragten Beschwerden und Krankheiten geht nur jeweils ein Viertel bis ein Drittel der Betroffenen zum Arzt (s. Tabelle 4).

Typische „Selbstmedikations"beschwerden, d. h. Beschwerden, bei denen z. B. der Anteil der Medikamenteneinnehmer deutlich über dem der Arztbesucher liegt, sind Kopfschmerzen, Erkältungskrankheiten, Halsschmerzen und Verstopfung. Bei diesen Beschwerden eingenommene Medikamente werden überwiegend der Hausapotheke entnommen bzw. ohne Rezept in der Apotheke gekauft.

Laut Infratestuntersuchung aus dem Jahre 1986 haben 81% (31,6 Mio. Personen) derjenigen, die von einer oder mehreren leichteren Erkrankungen oder Beschwerden betroffen waren, Medikamente eingenommen (vgl. S. 89). 55% derjenigen, die Medikamente eingenommen haben – das entspricht 17,4 Mio. Personen –, haben die Arzneimittel in der Apotheke oder Drogerie gekauft bzw. der Hausapotheke entnommen. Aufgrund von Mehrfachnennungen bei den Beschwerden und Medikamenten gibt es auch Mehrfachnennungen in bezug auf die Herkunft der eingenommenen Medikamente. 68% der Befragten gaben an, die eingenommenen Arzneimittel vom Arzt verordnet bekommen zu haben, 30% entnehmen sie nur der Hausapotheke, und 32% haben das Arzneimittel ohne Rezept gekauft.

Rechnet man diese Werte auf die Gesamtbevölkerung um, dann haben 17,4 Mio. Personen oder 34% der Gesamtbevölkerung ab 16 Jahren „in den letzten vier Wochen" Selbstmedikation betrieben.

In einer 1983 von Allensbach durchgeführten Untersuchung (Tabelle 5) wurde der Verbrauch von OTC-Präparaten in Abhängigkeit vom Einkommen ermittelt. Hierbei wurde festgestellt, daß bei den meisten Indikationsgruppen ein bestimmtes, gewöhnlich lineares Abhängigkeitsverhältnis besteht. Zum Beispiel: Nur 18,2% der niedrigsten Einkommensgruppe nahmen Schmerzmittel, während es bei einem Einkommen von über 5000 DM 27% waren. Dasselbe gilt für Erkältungs-, Akne- und Schlankheitsmittel. Verdauungspräparate, Tonika und Geriatrika hingegen werden häufiger von Personen mit geringerem Einkommen gekauft, wobei allerdings beachtet werden sollte, daß es sich hierbei vorwiegend um Rentner handelt.

Darüber hinaus wurde in der Untersuchung festgestellt, daß mit Ausnahme von Mitteln gegen Sportverletzungen bei allen anderen Therapiegruppen Frauen die häufigeren Verbraucher sind.

Die Einstellung der Patienten zur Selbstmedikation ist keineswegs unkritisch. Zwar halten einerseits 92% der Bevölkerung Arzneimittel zur Heilung der

Tabelle 4. Verhalten bei einzelnen Beschwerden. (Nach Infratest 1985)

Verhalten	Kopf-schmerzen		Nervo-sität		Schlaf-störungen		Erkäl-tung		Hypo-tonie		Hals-schmerzen		Ver-stopfung		Venen-erkrankung		Grippe		Bron-chitis	
n	283		188		180		147		139		86		86		71		60		56	
	[%]	(n)	[%]	(n)	[%]	(n)	[%]	(n)	[%]	(n)	[%]	(n)	[%]	(n)	[%]	(n)	[%]	(n)	[%]	(n)
Arztbesuch	28		29		33		25		52		31		30		80		69		69	
Medikamenteneinnahme	54	(153)	24	(45)	31	(56)	43	(63)	37	(51)	51	(44)	44	(38)	71	(50)	75	(45)	72	(40)
– Rezept	34		76		73		43		88		39		38		84		80		83	
– Muster	2		1		2		4		4		3		–		1		3		–	
– Hausapotheke	20		11		7		24		4		16		11		6		5		5	
– Kauf ohne Rezept	42		10		13		27		4		42		44		4		11		9	
– Keine Angabe	2		2		5		2		–		–		6		6		–		3	
Summe	100		100		100		100		100		100		99		101		99		100	

Tabelle 5. Selbstmedikation mit OTC-Produkten innerhalb von 3 Monaten nach Einkommensgruppen. (Nach Institut für Demoskopie Allensbach 1983)

	% der Erwachsenen mit Haushaltseinkommen/Monat in DM					
	1250	1250–1750	1750–2500	2500–3500	3500–5000	5000
	[%]	[%]	[%]	[%]	[%]	[%]
Selbstmedikation mit OTC-Produkten	57,5	58,8	58,6	57,7	58,4	59,9
Zahn- und Kopfschmerzmittel	18,2	22,0	22,4	22,9	23,9	27,0
Halsschmerzmittel	7,1	6,4	9,5	9,9	11,6	12,9
Schnupfen- und Grippemittel	7,1	10,3	12,9	12,8	13,9	14,3
Hustenmittel	9,5	9,4	9,7	9,6	8,8	9,6
Vitamintabletten	9,4	8,7	11,5	11,4	13,1	16,5
Beruhigungsmittel	8,5	8,7	7,7	5,8	5,5	8,0
Kreislauftonika	9,1	8,6	4,9	4,2	4,1	5,4
Mittel zur Verdauungsregelung	4,0	7,3	4,7	5,0	5,7	5,7
Mittel gegen Verstopfung	13,7	14,6	8,7	8,2	6,9	7,9
Mittel gegen Ischias, Rheuma, Gelenkschmerzen	9,3	8,4	6,0	4,5	4,8	6,0
Mittel gegen Akne	2,8	3,9	5,6	6,8	6,2	6,7
Allergiemittel	3,1	1,8	2,7	3,1	3,5	3,5
Schlankheitsmittel	1,9	2,4	3,3	3,3	3,2	3,7
Stärkungsmittel	6,3	4,2	2,9	2,1	2,4	3,3
Geriatrika	4,5	4,5	2,5	1,9	1,8	1,9
Fußpflegemittel	16,6	15,5	13,6	13,1	14,2	14,2
Einreibungen zur Vorbeugung gegen Sportverletzungen	2,9	3,9	5,8	7,3	8,1	8,4

meisten Krankheiten für unverzichtbar, andererseits tendiert die Mehrheit dazu, bei leichteren Befindensstörungen zuerst nichts zu tun, dann auf Hausmittel und erst im dritten Schritt auf Arzneimittel zurückzugreifen. In diesem Zusammenhang (Infratest 1986) wurde auch festgestellt, daß 23% der Befragten im Jahre 1986 angaben, daß Naturheilmittel besser wirken als sog. chemische Mittel. 65% der Befragten vertraten die Ansicht, daß beide Mittel gleich gut wirken, und 10% der Befragten hielten Naturheilmittel für schlechter als sog. chemische Mittel. Vor die Wahl gestellt, ob lieber ein chemisches Arzneimittel oder ein Naturheilmittel, entschieden sich laut Infratest 1986 von 100 Patienten, die regelmäßig zur Selbstmedikation greifen, 80 für Naturheilmittel, 18 ist es gleichgültig, und nur 2 nehmen lieber chemische Arzneimittel.

Die Reaktion der Bevölkerung auf die von Fachleuten vertretene Position zu Risiken bzw. Nutzen der Selbstmedikation ist ambivalent (Infratest 1985). 58% sehen eher die Risiken der Selbstmedikation, 42% sehen in der Selbstmedikation eher das Element der Eigenverantwortung. Die ambivalente Stellungnahme gilt für alle soziodemograhischen Gruppierungen. Allenfalls jüngere Befragte betonen geringfügig häufiger die Risiken, während die älteren geringfügig häufiger hervorheben, daß sie wissen, wann sie sich selbst helfen können und wann sie zum Arzt gehen müssen.

Wunschverordnungen

Im weiteren Zusammenhang mit Selbstmedikation müssen auch die Wunschverschreibungen erwähnt werden, die eine über den Rezeptblock des Arztes gelenkte getarnte Selbstmedikation darstellen. Laut einer Infratestumfrage von 1984 haben 22% aller Befragten ihren Arzt schon einmal gebeten, ihnen ein bestimmtes Medikament zu verschreiben. Dieser Anteil war in den Jahren 1968 (29%) und 1974 (28)% höher. Die Mehrzahl der Wunschverordnungen beziehen sich auf Erkältungen, Grippe, Bronchitis (16%), Herz- und Kreislaufbeschwerden (12%), Rheuma, Gliederschmerzen (9%), Kopfschmerzen, Migräne (7%). Die überwiegende Mehrheit der Ärzte geht auf den Wunsch ihrer Patienten ein. 81% haben das gewünschte Medikament verordnet, 8% haben das Medikament als Muster abgegeben.

In Zukunft ist nicht auszuschließen, daß die ärztliche Bereitschaft, auf Wunschverordnungen einzugehen, auch unter dem Gesichtspunkt der Bindung des Patienten an seine Praxis zu sehen ist.

Einstellungstypen

Die Infrateststudie aus dem Jahre 1986 zeigt, daß es in der Bevölkerung Personengruppen gibt, die sich hinsichtlich ihrer Einstellung zu Arzneimitteln und zum Thema Gesundheit deutlich voneinander unterscheiden (Abb. 13).

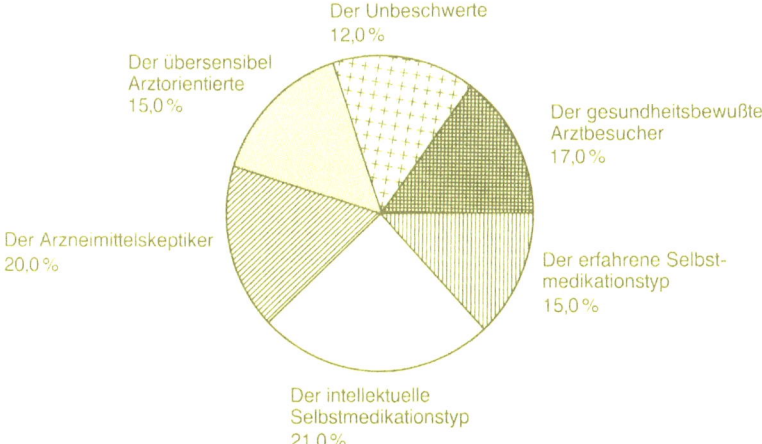

Abb. 13. Einstellungstypen zu Arzneimitteln und Gesundheit (Anteile an der Gesamtbevölkerung). (Nach Infratest 1986)

Der gesundheitsbewußte Arztbesucher

Diesem Typ gehören 17% der Bevölkerung an. Es handelt sich um gesundheitsbewußte Personen, die mit Arzneimitteln nur vorsichtig und gewissenhaft umgehen. Arzneimittel nehmen sie nicht prophylaktisch ein, sie gehen häufiger zum Arzt als der Durchschnitt und betreiben seltener Selbstmedikation.

Mit 51% gehören diesem Typ geringfügig mehr Männer an, als es dem Durchschnitt aller Befragten entspricht. Das Durchschnittsalter dieser Gruppe liegt bei 41 Jahren.

Der erfahrene Selbstmedikationstyp

Etwa 15% der Bevölkerung gehören diesem Typ an. Er plädiert für rezeptfreie Medikamente und nimmt Arzneimittel auch prophylaktisch ein. Sein Medikamentenverbrauch ist überdurchschnittlich hoch. Die Medikamente entnimmt er vermehrt der Hausapotheke oder kauft sie ohne Rezept. Er ist mit 48 Jahren etwas älter als der Durchschnitt.

Der intellektuelle Selbstmedikationstyp

Diesem Typ gehören 21% der Bevölkerung an. Diese Personen zeichnen sich dadurch aus, daß sie um ihre Gesundheit sehr besorgt sind, und meinen, daß man selbst viel dafür tun kann. Sie befürworten rezeptfreie Medikamente und halten deren Einnahme für kostensparend. Die Arzneimittel werden überwiegend der Hausapotheke entnommen oder ohne Rezept gekauft. Dieser Typ zeichnet sich durch einen überdurchschnittlich hohen Bildungsgrad aus.

Der Arzneimittelskeptiker

Diesem Typ gehören 20% der Bevölkerung an. Sie sind sehr um ihre Gesundheit besorgt und besitzen ein weitgefaßtes Gesundheitsverständnis, in das sie auch psychosoziale Aspekte einbeziehen. Ihrer Ansicht nach gehören Arzneimittel nur in die Hand des Arztes, man sollte sie nur im Notfall und dann sehr gewissenhaft einnehmen, andernfalls sie zur Verschleppung von Krankheiten führen können. Medikamente machen diesem Typ angst.

Eine prophylaktische Einnahme wird abgelehnt. Das Alter dieser Personengruppe ist mit 42 Jahren eher unterdurchschnittlich. Obwohl Personen dieses Typs ebenfalls von Beschwerden betroffen sind, gehen sie deutlich seltener zum Arzt und nehmen auch seltener Medikamente ein.

Der Arztorientierte

Diesem Typ gehören 15% der Bevölkerung an. Ihrer Meinung nach gehören Medikamente in die Hand des Arztes, allenfalls bei sehr leichten Beschwerden kann man Medikamente ohne vorangegangenen Arztbesuch einnehmen. Dieser Personenkreis hat einen relativ schlechten Gesundheitszustand und macht sich deshalb verständlicherweise viel Gedanken um seine Gesundheit. Der Arztbesuch erfolgt aufgrund des Gesundheitszustandes überdurchschnittlich häufig, ebenso werden überdurchschnittlich viele Medikamente eingenommen. Mit 61% gehören zu diesem Typ überdurchschnittlich viele Frauen. Mit 55 Jahren liegt das Durchschnittsalter deutlich über dem Durchschnittsalter von 45 Jahren.

Der Unbeschwerte

Eine letzte Gruppe kann mit dem Rubrum „Unbeschwerte" bezeichnet werden. Diesem Typ gehören etwa 12% der Bevölkerung an. Sie verfügen über einen sehr guten Gesundheitszustand, geben am wenigsten Beschwerden an und gehen selten zum Arzt. Es handelt sich um einen Personenkreis, der von Gesundheitsproblemen noch nicht ernsthaft betroffen ist. Mit 40 Jahren ist dieser Kreis relativ jung.

Zusammenfassend kann jedoch festgestellt werden, daß sich unter den sechs Typen weder hinsichtlich ihrer Einstellung noch hinsichtlich ihres Verhaltens generelle Befürworter oder generelle Ablehner der Selbstmedikation befinden. Auch von Arzneimittelskeptikern und Personen, die häufig beim Arzt sind, wird Selbstmedikation betrieben, wenn auch deutlich weniger intensiv.

Schlußfolgerungen

Aus den dargelegten Untersuchungen können folgende Schlußfolgerungen gezogen werden (Cranz 1985; Infratest 1986):

1) Als Reaktion auf Beschwerden stellt das Aufsuchen eines Arztes eher den Ausnahmefall dar. Die überwiegende Mehrzahl aller Beschwerden wird zunächst von dem Patienten selbst oder nicht behandelt.
2) Vor allem bei geringfügigen Gesundheitsstörungen wird ein Arztbesuch als nicht notwendig und somit eine Nicht- oder Selbstbehandlung als angemessen angesehen. Dazu gehören beispielsweise Erkrankungen wie Kopfschmerzen, Magenverstimmung, Verstopfung und Erkältung.
3) Die Vertrautheit mit einer Beschwerde und die Einschätzung ihrer Ernsthaftigkeit bestimmen das Verhalten der Bevölkerung. Nicht bei jeder Befindensstörung wird der Arzt aufgesucht, werden Arzneimittel eingenommen.
4) Selbstmedikation ist eine verbreitete Verhaltensalternative zur Beseitigung von Beschwerden. Die Häufigkeit der Selbstmedikation ist von der Beschwerdeart abhängig. Bei als leicht angesehenen Beschwerden greifen ca. 25–50% der Bevölkerung zu Selbstmedikationspräparaten. Relativ oft werden nicht verschriebene Arzneimittel bei Kopfschmerzen angewendet.
5) Das Gesundheitsbewußtsein der Bevölkerung nimmt weiter zu.
6) Es gibt Anzeichen für eine bevorstehende Gesundheitswelle.
7) Eingriffe in das Gesundheitswesen, wie z. B. Negativlisten, bewirken mittelfristig keine Verhaltensänderung bei den Patienten, zumal wenn solche Maßnahmen relativ unproblematisch unterlaufen werden können.

Entwicklungstendenzen

Der OTC-Markt der Zukunft wird wie der gesamte Arzneimittelmarkt von den Rahmenbedingungen dieses Marktes abhängig sein, die sich untergliedern lassen in die Angebot- und die Nachfrageseite (Cranz 1986a).

Nachstehende Punkte werden zukünftig die Abgebotseite beeinflussen:

- Anforderungen an Zulassung und Nachzulassung,
- Vertriebsstatus (Apothekenpflicht, Freiverkäuflichkeit),
- Verschreibungspflicht,

– Arzneimittelpreisverordnung,
– Heilmittelwerbegesetz.

Ich möchte an dieser Stelle auf Teilaspekte nicht eingehen und mich statt dessen auf die Kriterien, die die Nachfrageseite beeinflussen werden, beschränken.

Die Nachfrage des OTC-Marktes wird von einer Vielzahl von Faktoren beeinflußt, die in die Bereiche

– ökonomische Einflußfaktoren,
– soziodemographische Einflußfaktoren,
– Patienteninformation,
– generelle Einstellung zum Arzneimittel

untergliedert werden können.

Bei den ökonomischen Einflußfaktoren ist neben der Einkommenssituation der Bevölkerung die Kostenrelation der Selbstmedikationspräparate zu der für verschriebene Arzneimittel aufzuwendenden Selbstbeteiligung von zentraler Bedeutung. Auch wenn sich im Augenblick noch nicht sagen läßt, ob nun tatsächlich und ggf. welche Reformen durchgeführt werden, so deuten eine Vielzahl von Äußerungen maßgeblicher Personen darauf hin, daß die Selbstverantwortung des einzelnen auch über Anreize für wirtschaftliches Verhalten und somit über neue Formen der Selbstbeteiligung gestärkt werden soll. Es spricht vieles dafür, daß auch über Leistungsausgrenzungen diskutiert werden wird, wobei der Arzneimittelmarkt sicherlich nicht auszuklammern ist. Gerade dieser Aspekt deutet auf eine Ausweitung der Selbstmedikation.

Auch die soziodemographischen Veränderungen in der Bevölkerung werden den Selbstmedikationsmarkt entscheidend verändern. Darüber hinaus sollte nicht übersehen werden, daß die Einstellung der Bevölkerung zu Arzneimitteln und insbesondere zu Selbstmedikationspräparaten in den letzten Jahren eher kritischer geworden ist. Für die zukünftige Entwicklung der Selbstmedikation wird daher von besonderer Bedeutung sein, ob es gelingt, durch Aufklärung und Information den Stellenwert des Arzneimittels mit seinen Nutzen und Risiken zu verdeutlichen und somit zu einer vernünftigen Beurteilung zu kommen.

Schon ab 1995, spätestens aber im Jahre 2000, treffen die Leistungsanbieter im Gesundheitswesen auf eine selbstbewußte, informierte, kritische Generation. Es sind die Abkömmlinge des Bildungsbooms der 68er Generation, der Ökologiegeneration. Im Arbeitsleben der 90er Jahre wird es jedoch zu einer verstärkten Leistungskonkurrenz kommen, die sich wiederum auf das Krankheitsgeschehen auswirken wird. Das Zusammenstoßen der Nachwuchsgeneration mit der mittleren und älteren Generation in Betrieben wird Folgen zeigen. Mehr Streß, Zwang, fit zu sein und zu bleiben, Krankheit als Nachteil gegenüber den Konkurrenten, der Trend zu „fast health" – Gesundheit auf die Schnelle – nach dem Fast-food-Prinzip der Schnellrestaurants. Das Hauptinteresse dieser an Leistung und Konkurrenz orientierten Patienten wird sich auf eine rasche und wirksame Heilung richten. Von Arzt und Krankenhaus erwarten sie eine effiziente Dienstleistung, vom Medikament eine rasche und effiziente Wirkung, vom Apotheker eine qualifizierte OTC-Beratung, d. h. sie bevorzugen die Selbstmedikation.

Literatur

Bundesverband der Pharmazeutischen Industrie, Frankfurt am Main (1987) Pharma Rundschreiben 3:2
Bundesvereinigung Deutscher Apothekerverbände Frankfurt am Main (ABDA) (1987) und eigene Berechnungen
Cranz H (1985) Situationsanalyse, Beurteilung, Determinanten und Entwicklungstendenzen der Selbstmedikation. Institut für Gesundheits-System-Forschung, Kiel, S 48–49
Cranz H (1986a) Nimmt die Selbstmedikation in den nächsten Jahren weiter zu? 2. Apotheker-Verlag-Forum OTC 1986. Deutscher Apotheker Verlag, Stuttgart, S 11–18
Cranz H (1986b) Nutzen und Risiken der Selbstbedienung bei freiverkäuflichen Arzneimitteln. Institut für Gesundheits-System-Forschung, Kiel, S 38
Hartmann F (1979) Maßlose Medizin? Springer, Berlin Heidelberg New York
Hüsgen U (1987) Zur wirtschaftlichen Situation der Apotheken. Pharm Z 132/15:913–923
Infratest-Gesundheitsforschung (1984) Selbstmedikation. München
Infratest-Gesundheitsforschung (1985) Selbstmedikation. München
Infratest-Gesundheitsforschung (1986) Selbstmedikation. München
Institut für Demoskopie Allensbach (1983) Repräsentativ-Umfrage in der Bevölkerung. Allensbach
Statistisches Bundesamt (1982) Mikrozensus 1982, Fragen zur Gesundheit. Wiesbaden
Troschke J von (1983) Selbstmedikation – ein Problem. Selbstmedikation 3/9:23–28

Alternativen zur Medikalisierung psychischer und sozialer Probleme

B. Badura[1]

Medizinische Betreuung nach einem Herzinfarkt

Entgegen den üblichen rhetorischen Gepflogenheiten möchte ich meinen Beitrag gleich mit einer Tabelle (Tabelle 1) beginnen. Sie stammt aus der Oldenburger Longitudinalstudie (OLS), in der 1000 Erstinfarktpatienten einer repräsentativen Stichprobe von 213 Kliniken über 5 Jahre hinweg begleitet wurden. Ziel dieser sozialepidemiologischen Studie ist es, den Einfluß von medizinischer Versorgung, Familie, Arbeitswelt und Sozialversicherung auf den Genesungsprozeß von Herzpatienten zu untersuchen. Die Tabelle zeigt Veränderungen in der Medikamentierung während des ersten Jahres nach einem Herzinfarkt. Da ich selbst Soziologe und kein Pharmakologe oder Mediziner bin, kann ich diese Daten natürlich nicht erschöpfend interpretieren. Immerhin ist zum ersten festzuhalten, daß die Krankenhausärzte sehr viel zurückhaltender medikamentieren

Tabelle 1. Veränderungen in der Medikamentierung während des 1. Jahres ($n = 463$)

Medikament	Verordnung im Akutkrankenhaus[a]		Verordnung 1 Jahr später[b]		Weiterverordnung	Neuverordnung
	n	[%]	n	[%]	n	n
Koronartherapeutika	401	(86,1)	435	(93,4)	379	56
Herzglykoside	102	(21,9)	132	(28,3)	58	74
Antiarrhythmika	69	(14,8)	58	(12,4)	17	41
Antikoagulanzien	197	(42,3)	95	(20,4)	72	23
Thrombozytenaggregationshemmer	130	(27,9)	142	(30,5)	63	79
Antihypertonika	55	(11,8)	68	(14,6)	16	52
Medikamente zur Senkung des Blutfettspiegels	57	(12,2)	94	(20,2)	21	73
Gichtmittel	36	(7,7)	77	(16,5)	27	50
Antidiabetika	17	(3,6)	22	(4,7)	14	8
Psychopharmaka	30	(6,4)	82	(17,6)	12	70

[a] Krankenhausdaten.
[b] Hausarztdaten.

[1] Institut für Soziologie, Technische Universität Berlin, Dovestr. 1, 1000 Berlin 10

als ihre Kollegen in der niedergelassenen Praxis und, was diese Tabelle nicht zeigt, daß die niedergelassenen Fachärzte noch weniger Medikamente verschreiben als ihre Kollegen im Krankenhaus. Der Anstieg der Verordnungen allgemein und insbesondere der z. T. sehr starke Anstieg der Neuverordnungen von Medikamenten zur Therapie der klassischen Risikofaktoren sind also – das ist der erste festzuhaltende Punkt – auf das, zurückhaltend ausgedrückt, sehr großzügige Verschreibungsverhalten der Allgemeinärzte zurückzuführen. Auffällig an den Daten dieser ersten Tabelle ist zum zweiten der stark steigende Anteil der verschriebenen Psychopharmaka. Wieso verschreiben Hausärzte ein Jahr nach Herzinfarkt fast 3mal soviel Psychopharmaka wie Krankenhausärzte 4 Wochen nach Krankheitsausbruch? Haben die psychischen und sozialen Probleme ein Jahr nach Herzinfarkt tatsächlich so stark zugenommen? Wenn ja, warum? Und wie steht es mit nichtmedikamentösen Alternativen ihrer Bewältigung? Ich will mich an dieser Stelle auf die weitere Verfolgung der dritten Frage beschränken.

Die Frage nach den psychischen und sozialen Auswirkungen des Erstinfarkts und nach ihren Ursachen sind sehr eingehend in einer eben erschienenen Publikation behandelt worden (Badura et al. 1987). Ausführliche Beratung, Einbeziehung des Partners und anderer wichtiger Bezugspersonen in die Behandlung und Beratung sowie Überweisung in eine ambulante Koronargruppe sind erfolgversprechende Alternativen zur Medikalisierung psychischer und sozialer Probleme. Sie werden, wie die Daten unserer Studie zeigen, noch viel zu wenig genutzt, obwohl ihre Wirkungen nachweisbar positiv sind. Ich will dies am Beispiel der ambulanten Koronargruppen kurz belegen. Tabelle 2 zeigt Unterschiede im psychischen Wohlbefinden von Teilnehmern und Nichtteilnehmern an ambulanten Koronargruppen ein Jahr nach dem Herzinfarkt. Wie die Daten zeigen, dienen diese Gruppen nicht nur dem körperlichen Training, sondern sie können auch eine wichtige psychosoziale Hilfe sein. Teilnehmer haben gegenüber Nichtteilnehmern eine deutlich niedrigere Krankheitsbelastung, schätzen ihren Ge-

Tabelle 2. Unterschiede im Wohlbefinden von Teilnehmern und Nichtteilnehmern an ambulanten Koronargruppen 1 Jahr nach dem Infarkt ($n = 608$)

Merkmal	Mittelwert der Teilnehmer[a]	Mittelwert der Nichtteilnehmer[a]	Signifikanz des T-Tests
Krankheitsbelastung	47,2	50,8	0,01
Umgang mit der Krankheitsbelastung	51,8	49,4	0,01
Einschätzung des Gesundheitszustandes	53,0	49,9	0,001
Depressivität	46,9	50,5	0,001
Angst	47,4	51,0	0,01
Positive Stimmung	53,1	49,6	0,01
Selbstwertgefühl	52,4	49,5	0,05

[a] Um mehr Übersichtlichkeit zu erreichen, wurden die erhobenen Rohwerte standardisiert: $T_i = 10 \cdot (X_i - \overline{X})/S_x + 50$.

sundheitszustand besser ein, sind weniger ängstlich und depressiv, haben eine positivere Stimmungslage und ein höheres Selbstwertgefühl. Überweisung in eine ambulante Koronargruppe ist also eine erfolgversprechende Maßnahme zur Verhinderung oder Milderung psychischer Probleme nach Herzinfarkt und eine mögliche Alternative zur Behandlung mit Psychopharmaka. Sie sollte daher breitere Anwendung finden.

Auch zur verstärkten Medikamentierung klassischer Risikofaktoren gibt es mittlerweile Alternativen.

Patel et al. (1985) berichteten jüngst im *British Medical Journal* von einer Interventionsstudie zur Bekämpfung klassischer KHK-Risikofaktoren. 192 Frauen und Männer mit hohem Cholesterinspiegel, hohem Blutdruck und starkem Tabakkonsum wurden nach Zufallsgesichtspunkten einer Interventionsgruppe und einer Kontrollgruppe zugeteilt. In beiden Gruppen wurde Informationsmaterial über die Risiken des Rauchens, fetter Nahrung und über die Gefahren hohen Blutdrucks verteilt. Mit der Interventionsgruppe wurde zusätzlich über 8 Wochen hinweg einmal wöchentlich Gruppenarbeit unternommen. Mitglieder der Interventionsgruppe wurden in Atemtechnik unterrichtet, mit ihnen wurden Entspannungsübungen und Meditation betrieben, und sie wurden in Möglichkeiten des Streßmanagements eingewiesen. Selbst noch nach 4 Jahren war sowohl der diastolische wie auch der systolische Blutdruck in der Interventionsgruppe deutlich niedriger als in der Kontrollgruppe. Regelmäßige Gruppenarbeit kann also zur Kontrolle von Risikofaktoren wesentlich wirksamer sein als konventionelle Beratung und Gesundheitserziehung mit Informationsmaterial. Die Autoren sind davon überzeugt, daß der von ihnen verwendete Gruppenansatz eine universell anwendbare, sichere und billige Methode der primären Prävention koronarer Herzkrankheit darstellt (Patel et al. 1985).

Aus meiner Sicht sind die berichteten Ergebnisse ein weiterer Beleg dafür, daß psychische und soziale Probleme, die meist stark miteinander korreliert sind und ja selbst wichtige Risikofaktoren zahlreicher Krankheiten bilden, zukünftig verstärkt auch mit psychosozialen Maßnahmen bekämpft werden sollten.

Ich möchte diesen ersten Teil meines Beitrags – zum Beginn meiner Ausführungen zurückkehrend – mit einem Zitat aus einer angesehenen englischen Fachzeitschrift abschließen: „Beratung in der akuten Krankheitsphase und soziale Unterstützung chronisch Kranker könnten sich für den Genesungsprozeß als ebenso bedeutsam erweisen wie zahlreiche bisher angewandte therapeutische Maßnahmen" (Editorial 1985).

Alternativen

Zu fragen ist jedoch nicht nur nach Alternativen medikamentöser Therapie, zu fragen ist auch nach Alternativen zur kurativen Medizin insgesamt, d.h. nach Möglichkeiten der Gesundheitsförderung und Prävention. Thomas McKeown's

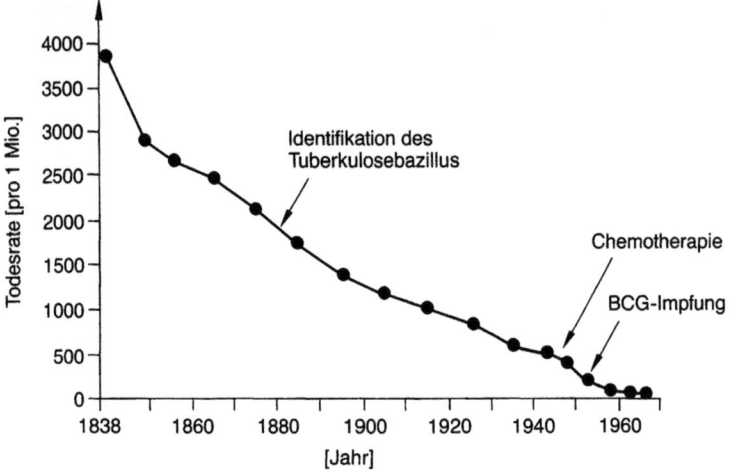

Abb. 1. Tuberkulose der Atmungsorgane: mittlere jährliche Todesraten, standardisiert auf die Bevölkerung von 1901; England und Wales

Arbeit über „Die Bedeutung der Medizin" zählt zu den wichtigsten Untersuchungen der Medizingeschichte (McKeown 1982). McKeown fragt nach den Ursachen rückläufiger Sterblichkeit seit Einführung entsprechender Statistiken in der ersten Hälfte des 19. Jahrhunderts. Er kommt dabei zu dem mittlerweile ebenso bekannten wie kaum mehr grundsätzlich bestrittenen Ergebnis, daß die in den letzten Jahrhunderten beobachtbare Verlängerung der Lebenserwartung zurückzuführen ist:

1) auf eine verbesserte Lebensmittelversorgung,
2) auf hygienische Maßnahmen zur Kontrolle von Wasser und Nahrung,
3) auf Veränderungen im Reproduktionsverhalten.

Der Einfluß von Schutzimpfungen und medizinischer Behandlung war demgegenüber seinen Ergebnissen zufolge verhältnismäßig gering und setzte auch erst spät ein, wie Abb. 1 zeigt.

Nun hat sich ja bekanntlich das Krankheitspanorama erheblich gewandelt. Nicht mehr Infektionskrankheiten wie Tuberkulose bilden die Hauptkrankheits- oder Todesursache, sondern eine Reihe sog. Zivilisationskrankheiten. Zu fragen bleibt deshalb, ob McKeown mit seiner Behauptung recht hat, daß auch der Gesundheitszustand moderner Gesellschaften „noch immer hauptsächlich" durch Verhalten und Umwelt beeinflußt sei (McKeown 1982, S. 32). Ich will dieser Frage am Beispiel der koronaren Herzkrankheiten nachgehen.

Abb. 2 versucht, die wichtigsten Ergebnisse der Epidemiologie koronarer Herzkrankheiten zusammenzutragen (Badura 1985). Wie nicht anders zu erwarten, handelt es sich bei der Verursachung dieser heute wichtigsten Todesursache

Alternativen zur Medikalisierung psychischer und sozialer Probleme

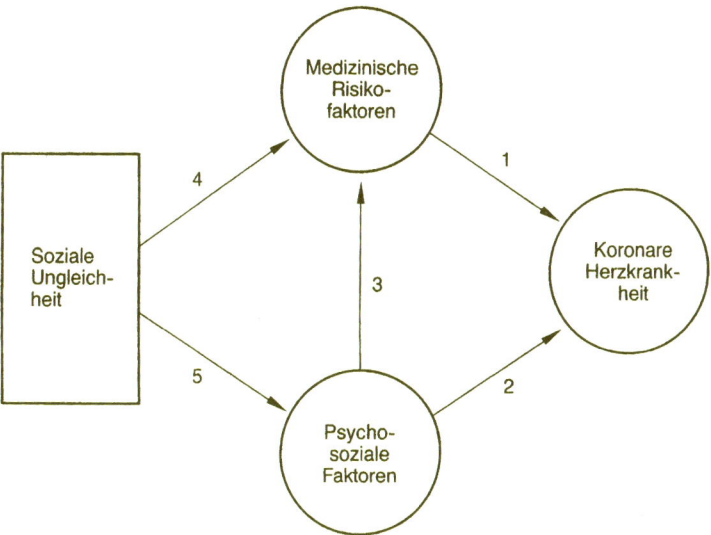

Abb. 2. Soziale Faktoren und koronare Herzkrankheit. (Nach Badura 1985)

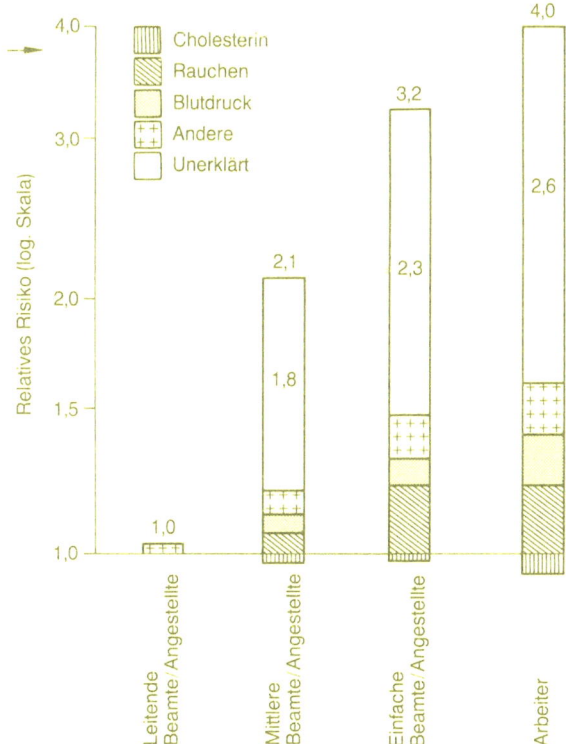

Abb. 3. Die *schraffierten Teile* jedes Balkens geben an, wieviel von der Differenz im relativen Risiko eines vorzeitigen Todes innerhalb der unterschiedlichen Berufsstatusgruppen durch die bekannten Risikofaktoren erklärt werden kann. Die *unschraffierten Teile* des Balken geben an, wieviel die bekannten Risikofaktoren unerklärt lassen. (Aus Rose u. Marmot 1981, S. 17)

Tabelle 3. Altersstandardisierte Mortalitätsraten unterschiedlicher Todesursachen (pro 1000) in Abhängigkeit vom sozialen Netzwerkindex und Geschlecht in der Altersgruppe 30–69 Jahre. Untersuchungszeitraum 1965–1974

Sozialer Netzwerkindex[a]	Ischämische Herzkrankheiten	Todesursache				
		Zerebrovaskuläre u. andere Kreislaufkrankheiten	Krebs	Andere	Gesamt	(n)
Männer						
I	5,1	2,7	2,7	4,9	15,6	(158)
II	4,3	1,2	2,6	4,1	12,3	(605)
III	4,0	0,6	0,7	2,7	8,6	(702)
IV	2,4	1,2	1,6	1,6	6,9	(764)
Gesamt	3,6	1,1	1,8	2,9	9,5	(2229)
Frauen						
I	3,2	1,6	2,4	5,1	12,1	(276)
II	1,9	0,9	2,6	2,0	7,3	(860)
III	1,0	1,3	1,3	1,4	4,9	(602)
IV	1,0	0,5	1,1	1,7	4,3	(758)
Gesamt	1,6	1,0	1,8	2,1	6,4	(2496)

[a] Index reicht von I (wenigste soziale Beziehungen) bis zu IV (meiste soziale Beziehungen)

um ein multikausales Geschehen, bei dem der sozialen Umwelt ein insgesamt offensichtlich entscheidender Einfluß zukommt. Sozialer Status, und hier vermutlich insbesondere Bildungs- und Berufssituation, beeinflussen – so müssen wir die vorhandenen Befunde deuten – sowohl die klassischen Risikoverhaltensweisen wie auch psychosoziale Faktoren, die den Ausbruch einer koronaren Herzkrankheit eher verhindern oder wahrscheinlich machen wie soziale Unterstützung und Streß. Aus den mittlerweile zahlreichen Belegen für die hier aufgezeigten Zusammenhänge möchte ich 3 herausgreifen. Abb. 3 ist aus der „Whitehall-Studie" von Rose u. Marmot (1981) und zeigt die Zusammenhänge zwischen Schicht, klassischen Risikofaktoren und Herztod. Es handelt sich hierbei um Ergebnisse einer Longitudinalstudie mit 18000 Staatsangestellten im Raum London. Tabelle 3 entstammt der sog. „Alameda-County-Studie" von Berkman u. Syme (1979) und belegt den Zusammenhang zwischen sozialer Unterstützung und einer Reihe wichtiger Todesursachen, darunter auch Tod durch Herzinfarkt. Abb. 4 schließlich ist aus der New Yorker Studie von Ruberman et al. (1984) und belegt den Einfluß von Streß und sozialer Isolation auf die Rate tödlicher Reinfarkte.

Die These McKeown's, daß auch die verbreiteten Todesursachen moderner Gesellschaften umwelt- und verhaltensbedingt seien, muß also für den Bereich der koronaren Herzkrankheiten als gut belegt gelten. Für den Tod durch Alkoholismus, Selbstmord und Unfälle gilt sie ohnehin. Einzig bei bösartigen Neubil-

Alternativen zur Medikalisierung psychischer und sozialer Probleme

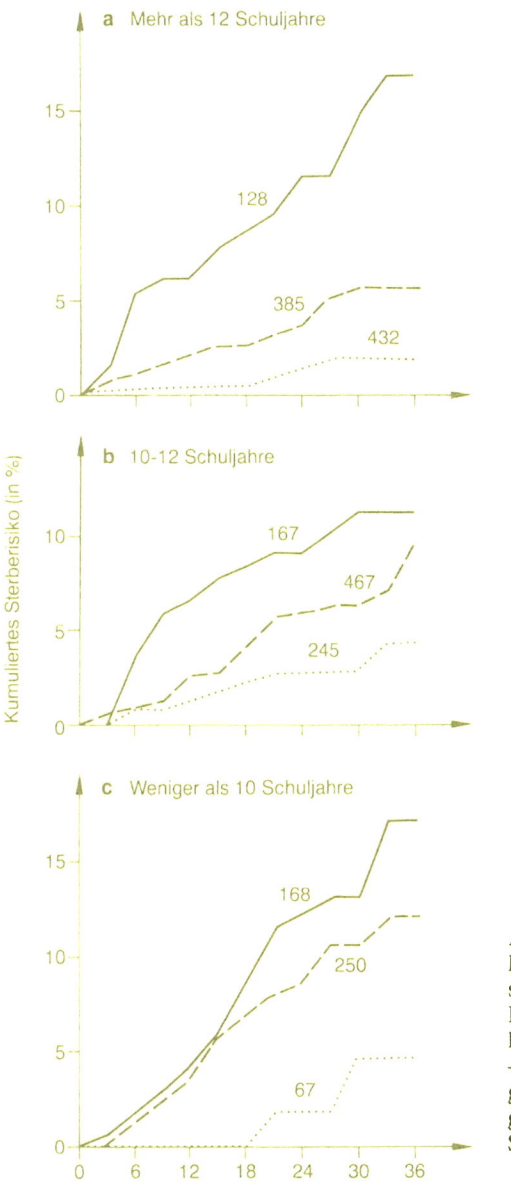

Abb. 4. Kumuliertes Sterberisiko in Abhängigkeit von Ausbildung und psychosozialen Schutz- und Risikofaktoren von Männern, die einen Herzinfarkt überlebt haben. (Aus Ruberman et al. 1984.)
——— Viel Streß und geringe soziale Integration; – – – entweder viel Streß oder geringe soziale Integration; ······ wenig Streß, hohe soziale Integration

dungen ist die Streßthese noch umstritten. Allerdings häufen sich auch hier in den vergangenen Jahren Belege für einen Zusammenhang zwischen streßbedingten negativen Gefühlen und Immunschwäche (Editorial 1985).

Aus all dem folgt m. E. zwingend, daß Bemühungen im Bereich von Prävention und Gesundheitsförderung wichtige und notwendige Alternativen zu einem

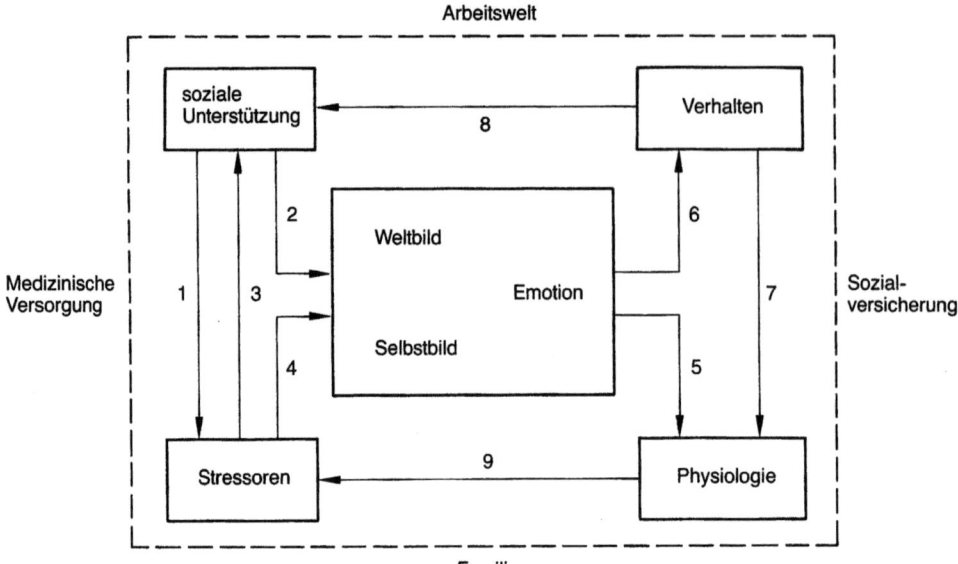

Abb. 5. Krankheitsbewältigung als psychosozialer Prozeß

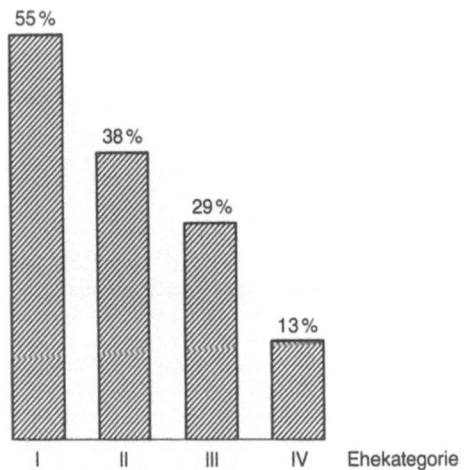

Abb. 6. Bedeutung der Familie bei der Infarktbewältigung. Familienkontext und Wohlbefinden im Akutkrankenhaus zu t_1. Anteil der Patienten in jeder von 4 Ehekategorien mit hohen Skalenwerten auf der positiven Dimension der Brandburn-Skala zu t_1 ($n = 998$). *Gruppe I* gefühlsmäßig enge Partnerschaftsbeziehung, *Gruppe II* normale Ehe, *Gruppe III* problematische Ehe (hohe Eheunzufriedenheit), *Gruppe IV* unverheiratete Partnergruppe

weiteren Ausbau der kurativen Medizin bilden. Grenzen zu setzen sind hier v. a. einem eher ungezielten Einsatz von Medikamenten und medizinischer Großtechnik. Auch der Grundlagenforschung und Ausbildung im Bereich von Prävention und Gesundheitsförderung sollte zukünftig größere Aufmerksamkeit geschenkt werden (Badura et al. 1987).

Alternativen zur Medikalisierung psychischer und sozialer Probleme

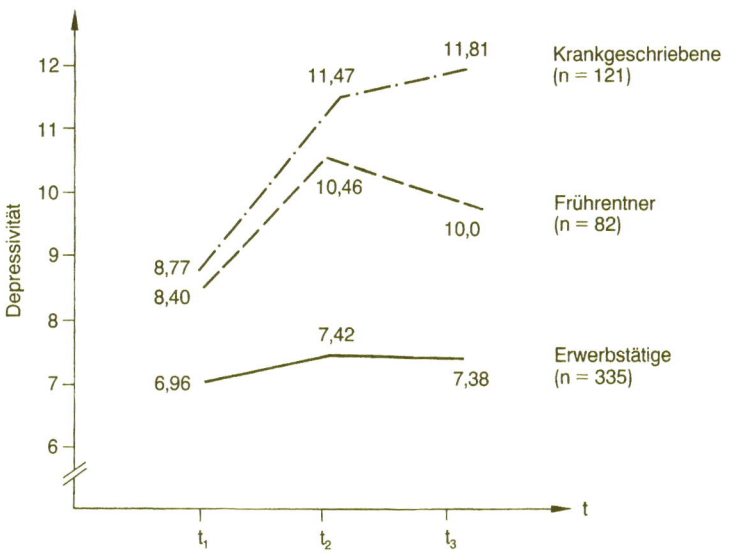

	t_1	t_2	t_3	Signifikante Veränderungen t_1/t_2	t_2/t_3
Erwerbstätige	6,96	7,42	7,38	n.s.	n.s.
Frührentner	8,40	10,46	10,0	**	n.s.
Krankgeschriebene	8,77	11,47	11,81	***	n.s.

$*p < 0,05$; $**p < 0,01$; $***p < 0,001$

Zu t_1 ($p < 0,05$) und t_2 ($p < 0,001$) gibt es signifikante Unterschiede zwischen den Erwerbstätigen und den beiden anderen Gruppen, zu t_3 zwischen allen Gruppen ($p < 0,001$)

Abb. 7. Depressivität nach der Rückkehr zur Arbeit in Abhängigkeit vom Erwerbsstatus

Auch bei der Erforschung potentiell KHK-relevanter Krankheitsmechanismen haben wir inzwischen einige Fortschritte gemacht. Abb. 5 zeigt das unserer OLS zugrundeliegende sozialökologische Modell der (Krankheits-)Streßbewältigung. Ausgehend vom kognitiv-phänomenologischen Ansatz von Lazarus u. a. wird hier der Versuch einer systematischen Verknüpfung von sozialen und psychischen sowie von psychischen und physiologischen Vorgängen vorgenommen. Welt- und Selbstkognitionen sowie Emotionen eines Menschen werden dabei als für sein körperliches Befinden bedeutsam und als wesentlich sozial bedingt angesehen. Dies im Unterschied zu einer individuenzentrierten Sichtweise, wie sie der klassischen Psychosomatik und der Psychologie eigen sind. Hierfür abschließend noch einige Belege. Die folgenden Abbildungen und Tabellen stammen aus unserer OLS und geben einen exemplarischen Eindruck von der Bedeutung, die dem sozialen Kontext bei der Herzinfarktrehabilitation und der Lebensqualität insgesamt zukommt sowie von dem Einfluß des bekannten

Tabelle 4. Zusammenhänge zwischen Indikatoren sozialer Unterstützung zu t_2/t_3 und Indikatoren psychischen Befindens zu t_3 (Pearson-Produktmomentkorrelationen; $n = 181$)

Soziale Unterstützung (t_2/t_3)	Psychisches Befinden (t_3)			
	Depressivität (t_3)	Angst (t_3)	Positive Gefühle (t_3)	Negative Gefühle (t_3)
Gruppenkohäsion (t_2)	**−0,21	n.s.	***0,27	***−0,25
Gruppenkohäsion (t_3)	***−0,42	***−0,26	***0,37	***−0,46
Qualität sozialer Beziehungen (t_2)[a]	**−0,18	**−0,22	n.s.	***−0,31
Qualität sozialer Beziehungen (t_3)[a]	***−0,28	**−0,22	***0,28	***−0,41
Rückhalt am Arbeitsplatz (t_3)	***−0,31	**−0,21	***0,46	***−0,43
Informelle Kommunikation (t_3)	*−0,13	n.s.	*0,17	*−0,14
Infarktbedingte Rücksichtnahme durch Arbeitskollegen (t_2)[a]	n.s.	n.s.	n.s.	n.s.

[a] Einzelitem, $*p < 0,05$, $**p < 0,01$, $***p < 0,001$.

Tabelle 5. Typ A und Aspekte ehelicher Interaktion ($n = 470$)

Aussagen der Partnerin über den Ehemann	Typ A
Wegen der Arbeit meines Mannes kommt das Familienleben zu kurz	*** 0,21
Ich mache mir Sorgen über Ehe/Partnerschaft	*** 0,22
Mein Ehemann	
– hat wegen der Arbeit kaum Zeit für mich	*** 0,22
– ist mir gegenüber sehr liebevoll	*−0,11
– ist jemand, mit dem ich mich auch in sexueller Hinsicht sehr gut verstehe	**−0,11
– erkennt meine Leistungen an	**−0,13
– erwartet gewöhnlich mehr von mir, als er selbst zu geben bereit ist	** 0,12
– redet zuviel in meine Angelegenheiten hinein	*** 0,23
– geht häufig seine eigenen Wege	* 0,11
– spielt sich zu sehr in den Vordergrund	*** 0,22
– versucht anderen seinen Willen aufzuzwingen	*** 0,26
– hat wenig Interessen mit mir gemeinsam	** 0,12
– lehnt meine Freunde ab	* 0,10
– läßt mich keine selbständige Entscheidung treffen	*** 0,17
Wir haben in den letzten Wochen kaum zusammen herzhaft über etwas gelacht	** 0,12

Pearson-Produktmomentkorrelationen; $*p < 0,05$, $**p < 0,01$, $***p < 0,001$.

Typ-A-Verhaltensmusters auf soziale Unterstützung und damit auch auf den sozialen Kontext der Krankheitsbewältigung (Abb. 6 und 7, Tabellen 4 und 5).

Zusammenfassung

1) Sozialepidemiologie und Psychophysiologie leisten heute eine schrittweise Aufklärung soziopsychosomatischer Prozesse, die die Gesundheit dauerhaft

zu fördern oder zu beeinträchtigen vermögen. Dieses Wissen sollte der behandelnde Arzt zukünftig mehr zur Kenntnis nehmen und in seiner alltäglichen Praxis auch verstärkt anwenden.
2) Eine weiter fortschreitende Medikalisierung sozialer und psychischer Probleme muß aus humanitären wie auch aus Kostengründen verhindert werden. Psychosozialen Problemen sollte mit psychosozialen Maßnahmen begegnet werden. Dafür, daß dies möglich ist, liegen mittlerweile – wie gezeigt wurde – bemerkenswerte Belege vor.
3) Insbesondere eine sorgfältige Sozialanamnese, verbunden mit einer umfassenden Beratung, sowie Förderung von Selbsthilfepotentialen in der Familie, am Arbeitsplatz und in der Gemeinde sind wichtige gesundheitsförderliche Maßnahmen im Rahmen von Prävention, Behandlung und Rehabilitation. Es gibt hier nicht nur eine Complianceverpflichtung des Patienten gegenüber dem Arzt, sondern auch eine des Arztes gegenüber den Wünschen und Bedürfnissen des Patienten.
4) Es wird in Zukunft nicht nur darauf ankommen, das vorhandene kurative System medizinischer Versorgung wirksamer und effizienter zu machen. Es wird auch darauf ankommen, wissenschaftliche Grundlagen und Programme zur Prävention und Gesundheitsförderung zu schaffen. Die finanziellen Ressourcen dafür wären ohne Schaden durch Abbau von Überkapazitäten bei den kurativen Leistungen zu beschaffen.

Literatur

Badura B (1985) Zur Soziologie der Krankheitsbewältigung. Oder: Das emotionale Defizit soziologischer Handlungstheorie. ZfS 5:339–348
Badura B, Kaufmann G, Lehmann H, Pfaff H, Schott T, Waltz M (1987) Leben mit dem Herzinfarkt. Eine sozialepidemiologische Studie. Springer, Berlin Heidelberg New York Tokyo
Berkman LF, Syme SL (1979) Social networks, host resistance, and mortality. Am J Epidemiol 109:186–204
Editorial (1985) Lancet II:133–134
McKeown T (1982) Die Bedeutung der Medizin. Suhrkamp, Frankfurt am Main
Patel C, Marmot MG, Terry DJ, Carruthers M, Hunt B, Patel M (1985) Trial of relaxation in reducing coronary risk: four year follow up. Br Med J 290:1103–1106
Rose G, Marmot MG (1981) Social class and coronary heart disease. Br Heat J 45:13
Ruberman W, Weinblatt AB, Goldberg JD, Chandhary B (1984) Psychosocial influences on mortality after myocardial infarction. N Engl J Med 311:552–559

Der Wechsel vom naturwissenschaftlichen zum sozialen Paradigma des Arzneimittels: Was heißt soziales Pharmamarketing?[1]

M. Wolff[2]

Einleitung

Die Formulierung des Beitragstitels scheint anzudeuten, daß sich ein Paradigmenwechsel, von einer das Pharmamarketing durch die Anlehnung an die Medizin dominierenden traditionell naturwissenschaftlich orientierten Denkweise zu einer neuen, sozial orientierten Denkweise, vollzieht. Nun war sich Kuhn (1970), von dem der Begriff des „Paradigmas" stammt, so wie er hier verwendet wird, nämlich im Sinne eines „wissenschaftlichen Überzeugungssystems" (Kliemt 1986, S. 95), selbst bewußt, daß solchen Wechseln Widerstand von den Vertretern des abzulösenden Paradigmas entgegengebracht wird, und daß Wechsel nicht v. a. deswegen stattfinden, weil Anhänger des alten Paradigmas von der Überlegenheit eines neuen überzeugt würden, sondern weil sie aussterben (Kliemt 1986, S. 97).

Ich denke, es wäre nicht die richtige Strategie, auf das Aussterben zu warten, schon deswegen nicht, weil aus Kranichen nicht Kaninchen werden müssen (Abb. 1).

Es genügte schon, daß wir „bei einem Denkstil, bei einem Paradigma verbleibend, dennoch wenigstens über die ‚Tatsachen' eines anderen reden könnten" (Kliemt 1986, S. 108), d. h. über die Länge der Ohren einerseits und über die Länge der Schnäbel andererseits.

Daß die Pharmaindustrie darüber nachdenken muß, steht für mich außer Frage, ebenso wie die Tatsache, daß das Pharmamarketing der Prozeßort dieses Nachdenkens sein muß.

Dies will ich im folgenden begründen, wobei ich die Rolle eines Beobachters einnehme (Maturana 1985, S. 34).

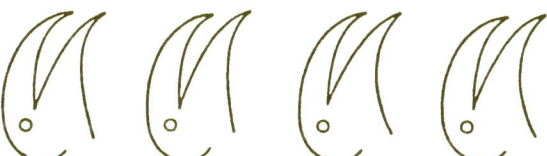

Abb. 1. Kraniche oder Kaninchen? (Nach Kliemt 1986, S. 15)

---
[1] Diskussionsbeitrag von G. Büchler s. S. 129
[2] Abteilung Marktforschung, E. Merck, Frankfurter Str. 250, 6100 Darmstadt

Meine Betrachtung beginnt zunächst mit der Darstellung des „Objektbereichs", also des Beobachtungsgegenstandes. Als nächstes möchte ich mich definitorischen Klärungen widmen. Daran anschließend werde ich die Interaktionsbereiche des Pharmamarketings untersuchen; dann die Probleme, die in der Interaktion auftauchen und ihre Konsequenzen für das Verhalten des Systems „Pharmamarketing". Schließlich möchte ich den Prozeß der Ausdifferenzierung der Umwelt des Pharma-Marketing darlegen und welche Folgerungen sich daraus für das Pharma-Marketing, seine Lernfähigkeit, sein Verhalten und nicht zuletzt für die Stellung des Arzneimittels ergeben.

Objektbereich der Betrachtung

Gegenstand der Betrachtung ist das *Pharmamarketing* mit seinen *operationsleitenden Orientierungen*. Ich fasse dabei das Pharmamarketing als ein System – neben anderen – innerhalb eines ausdifferenzierten und sich weiter ausdifferenzierenden Systems der Krankheitsbewältigung auf.

Das Pharmamarketing ist ein soziales System, das mit anderen sozialen Systemen, aber auch mit personalen Systemen (Hondrich 1975, S. 23) in Verbindung steht; es unterhält Interaktionen und relationiert sich mit dem „Pharmamarkt", den „Kunden", mit der Forschung („Forschung und Entwicklung"), der Produktion, also mit Systemen der Umwelt, wobei die Umwelt einmal außerhalb und einmal innerhalb einer bestimmten Organisation „Pharmaunternehmen" angesiedelt ist.

Aus dem Sachverhalt der vielfältigen Relationierungen des Pharmamarketings möchte ich systemtheoretisch begründen – wie in der Einleitung angedeutet –, daß hier die Reflexion über Ursachen für das Verhalten betrieben werden muß. Die Reflexion muß von jenen personalen Systemen – also von den Pharmamarketern – betrieben werden, die Pharmamarketing „machen", indem sie darüber nach innen und außen *kommunizieren*. Notwendig und möglich ist die Selbstbeobachtung des Systems durch die Beobachtung der Umwelt, deren Reaktionen, Verhaltensweisen und Maßnahmen, da sie (die Umwelt) eine Beschreibung für das Verhalten des Pharmamarketings liefert.

Diese Beschreibung hat gegenwärtig den Charakter massiver Kritik.

Was ist Marketing?

Marketing stellt im Zielgefüge eines Unternehmens ein Teilziel dar, nämlich Absatz von Produkten – andere Teilziele sind Forschungs- und Produktionsziele –, durch dessen Aktivitäten Beziehungen mit Gruppen außerhalb des Unternehmens aufgenommen werden. Marketing ist der Kanal, durch den ein Unternehmen einen sozialen Austausch mit anderen Systemen einleitet, aufrechterhält und pflegt, „die Beziehungen zur sozialen Umwelt des Systems" herstellt (Holscher u. Jetter 1980, S. 11). Mit der Aufnahme von Außenbeziehungen allein ist es jedoch nicht getan. Es gehört dazu, daß die Innenbeziehungen, z.B. zwischen Vertrieb und Forschung oder zwischen Innendienst und Außendienst, einbezogen werden.

Zwischen Innen- und Außenbeziehungen besteht Interdependenz.

Das Pharmamarketing ist ein selbstreferentielles System, was bedeutet, daß es in der Konstitution seiner elementaren Operationen auf sich selbst Bezug nehmen kann (Luhmann 1984, S. 25). Damit ein System dies leisten kann, muß es eine Beschreibung seines Selbst erzeugen und benutzen. Das geschieht mit Hilfe der „operationsleitenden Orientierung".

Was ist eine operationsleitende Orientierung?

Eine operationsleitende Orientierung ist „ein generalisierter, relativ situationsunabhängig verfügbarer Sinn" (Luhmann 1980, S. 19), sie stellt also eine Form von Semantik dar, die einem System die Anschlußfähigkeit der Handlungs- und Verhaltensweisen garantiert. Sie ist also eine Legitimationsbasis für das Pharmamarketing, zu tun, was es tut, nämlich Arzneimittel zu vermarkten.

Die zentrale *operationsleitende Orientierung* des Pharmamarketings ist das *naturwissenschaftliche Paradigma,* das die Medizin im Zuge des Aufstiegs der Naturwissenschaften Chemie, Physik und Physiologie Ende des letzten Jahrhunderts übernommen und entwickelt hat.

Etwa zur selben Zeit liegt der Beginn der industriellen Produktion von Arzneimitteln. Die Systeme „Medizin" und „Pharmazie" entwickelten sich in Co-Evolution, wobei die Pharmazie das von der Medizin geprägte naturwissenschaftliche Paradigma übernimmt und zum naturwissenschaftlich-pharmakologischen Paradigma weiterentwickelt. Dieses bildet heute die Grundlage des Pharmamarketings.

Neben dieser zentralen operationsleitenden Orientierung lassen sich zwei weitere identifizieren: *die betriebswirtschaftliche Orientierung* und die *„Marketingidee".*

Die betriebswirtschaftliche Orientierung umfaßt die Betrachtung der ökonomischen Gesichtspunkte, die bei der Geschäftsführung zu berücksichtigen sind, hierbei geht es v.a. um die „wirtschaftliche Rationalität".

Diese wirtschaftliche Rationalität drückt sich folgendermaßen aus: Das Arzneimittel ist das Produkt des pharmazeutischen Unternehmens. Das Ziel des Pharmamarketings ist, dieses Produkt möglichst erfolgreich zu vermarkten, um Erträge zu erwirtschaften, durch die – im Falle eines forschenden Pharmaunternehmens − die Forschungs- und Entwicklungskosten gedeckt werden können.

Die Orientierung an einer „Marketingidee" beschreibt v. a. *wie* etwas gemacht werden soll. Die Inhalte, die in einem Lehrbuch des Marketing beschrieben werden, wie z. B. Fragen des Marketingmix, die Beschreibung von Märkten, Strategien und Markterschließung usw., haben nichts mit einer Marketingidee im hier gemeinten Sinne zu tun. Unter diesem Begriff wird subsumiert, welches Menschenbild Marketingleute haben. Sind sie der Auffassung, daß Marketingmaßnahmen Nutzen stiften sollen für Arzt, Patient, Unternehmen und Mitarbeiter des Unternehmens, oder sind sie der Auffassung, daß es nur um die Erwirtschaftung eines angemessenen Deckungsbeitrags geht. In diesem Bereich gehört auch die Forderung von Friesewinkel u. Kink (1986, S. 33), daß die Zulassung eines Theorienpluralismus möglich sein muß, um „zum Nutzen des Kunden eine Verabsolutierung naturwissenschaftlicher Geltungsansprüche zu blokkieren". Dieser Ansatz zielt bereits auf eine veränderte und zu verändernde Auffassung, die besonders von Friesewinkel immer wieder betont worden ist und damit die These stützt, daß Reflexion notwendig ist. Daneben umfaßt diese operationsleitende Orientierung auch den Bereich der Reflexion darüber, ob das Marketing „umweltangepaßt" vorgeht. Hierbei lassen sich unterschiedliche Phasen des Pharmamarketings unterscheiden, z. B. eine Produkt-, Absatz-, Marketing-, Portfolio- und Innovationsstrategie (Friesewinkel u. Leisten 1986, S. 912).

Was ist Pharmamarketing?

Eine Definition des Pharmamarketings existiert bisher nicht, und wenn dieser Begriff, der sehr häufig benutzt wird, verwendet wird, so gehen die Verfasser immer davon aus, daß der Leser oder Hörer weiß, wovon die Rede ist (vgl. Friesewinkel u. Schneider 1982). Es scheint so zu sein, daß Pharmamarketing ein Marketing ist, das von Angehörigen der Abteilungen, die in einem pharmazeutischen Unternehmen einen solchen Namen tragen, gemacht wird, oder daß Pharmamarketing bestimmbar ist durch die Zielgruppen, an die es sich richtet, nämlich an den Arzt in Klinik und Praxis, sowie an den Apotheker. Hiermit sind nur jeweils *notwendige* Bedingungen beschrieben, jedoch fehlt die *hinreichende*.

„Pharmamarketing" kann eindeutig definiert werden durch die Begriffe „Marketing" (Genus proximum) und durch die Referenz auf die operationsleitende Orientierung „naturwissenschaftlich-pharmakologisches Paradigma" (Differentia specifica). Indem also das Handeln derer, die Marketingmethoden erarbeiten und anwenden, auf der Basis eines naturwissenschaftlichen Verständnisses von Krankheit abläuft, betreiben sie Pharmamarketing.

Definition des Pharmamarketings

Marketing	+	Referenz
		auf die naturwissenschaftliche Erklärung von Krankheit durch die Medizin
Herstellung, Aufrechterhaltung und Gestaltung von Beziehungen zwischen den System „Unternehmen" und „Umwelt" (Unternehmen – Kunde = Außenbeziehungen) und Beziehungen zwischen Subsystemen des Unternehmens (Vertrieb – Forschung = Innenbeziehung) mit dem Ziel, Produkte abzusetzen		Krankheit als Fehlsteuerung chemisch-physikalischer Prozesse und damit Möglichkeit der Therapie durch Applikation chemischer Substanzen (Präparate) Naturwissenschaftlich-pharmakologisches Paradigma

Nachdem ich den Objektbereich beschrieben und einige grundlegende Begriffe dargestellt habe, möchte ich auf die Probleme zu sprechen kommen, die sich aus den zentralen Orientierungen ergeben, und zwar unter zwei Gesichtspunkten:

1) Was folgt aus der Orientierung selbst?
2) Was folgt aus ihr für die Relationierung des Systems Pharmamarketing mit anderen Systemen?

Was folgt aus der operationsleitenden Orientierung des naturwissenschaftlich-pharmakologischen Paradigmas?

Auf die Veränderungen der Medizin im letzten Jahrhundert wurde oben bereits hingewiesen. Aus dem Jahre 1842 stammt eine Notiz von du Bois-Reymond: „Brücke und ich haben uns verschworen, die Wahrheit geltend zu machen, daß im Organismus keine anderen Kräfte wirksam sind als die genauen physikalisch-chemischen" (Rothschuh 1976, S. 163).

Hensel sieht darin eine Verschwörung, „um das neue Paradigma durchzusetzen" (Hensel 1978, S. 23).

Es handelt sich hier um das Credo des Physikalismus, der zu einem physikalisch-mechanischen Reduktionismus führt (v. Ingersleben 1979, S. 7).

„Die moderne Medizin hat sich den Schildbürgerstreich geleistet, innerhalb einer einzigen Generation – zwischen 1850 und 1880 – den gesamten Schatz ihrer schriftlichen Überlieferung zum alten Eisen zu werfen, um ‚Tabula rasa' zu machen und auf einseitige Methoden jene Heiltechnik zu entwerfen, die wir heute als ‚Medizin der Schlagseite' empfinden" (Schipperges 1982, S. 58). Physikalismus, Reduktionismus, einseitige Methoden sind alles Ausdrücke auch dafür, daß sich das Interesse „vom Kranken auf das Wesen der Krankheit" richtet (Ongaro Basaglia 1985, S. 22). Hier wird eine Unterscheidung von Erkenntnissubjekt und Erkenntnisobjekt eingeführt, die zu einer Asymmetrierung des Verhältnisses von Arzt und Patient führt.

Systemtheoretisch wird die „Einheit der Differenz", aus dem das soziale System Arzt-Patient, das aus diesen beiden unterschiedlichen personalen Systemen besteht, aufgelöst. Damit werden Veränderungen der Relation bewirkt, die zu Defiziten – v. a. für den Patienten – führen. Der Arzt ist aktiv, der Patient passiv; eine personale Dimension des Krankseins verschwindet aus dem Blickfeld der Profession, die Sprache zwischen Arzt und Patient ist nicht mehr dieselbe, ihre Kommunikation wird problematisch (Engelhardt u. Schipperges 1980, S. 94f).

In dieser Phase wird – so können wir vermuten – die Semantik des Arzneimittels konstruiert, so wie wir sie heute kennen und für gang und gäbe halten.

Das Arzneimittel ist, analog zur „objektiven Medizin", das objektive Mittel zur Therapie: die chemische Substanz als Antwort auf fehlerhafte chemisch-physiologische Prozesse im Körper. Die Entwicklung in der Medizin „schafft" die Pharmakologie. Indem nun das naturwissenschaftliche (pharmakologische) Paradigma von beiden Systemen als die operationsleitende Orientierung betrachtet wird, wird eine Relationierung erleichtert, die „kommunikativen Codes" sind identisch. Damit sind die Grundlagen für die zukünftige Sichtweise des Pharmamarketings gelegt, das sich dadurch sämtliche Defizite, die entstanden sind, mit einhandelt.

Auf eines möchte ich hinweisen: Die Entwicklung des naturwissenschaftlichen Paradigmas ist die Grundlage für die Entwicklung und die Erfolge der modernen Medizin und letztlich auch der pharmazeutischen Industrie (Koelbing 1985, S. 212).

Luhmann konstatiert den „durchschlagenden Erfolg" der Medizin durch die Anlehnung an die Wissenschaft (Luhmann 1983, S. 173), der andererseits dazu führt, daß die Vertreter des naturwissenschaftlichen Paradigmas keine Zweifel an der Richtigkeit des Paradigmas haben. Die Sachlage erklärt das historische Faktum eines Reflexionsdefizits der Medizin (Luhmann 1983, S. 173). Dieses Reflexionsdefizit hat sich auch auf das Pharmamarketing übertragen, und es wurde verstärkt durch das erfolgreiche Agieren der Pharmaunternehmen bis in die 70er Jahre hinein. Wiswede hat einmal in bezug auf die Marketingforschung geschrieben, daß sie „einseitig das Verhalten des Konsumenten, d. h. insbesondere ihre Reaktion auf bestimmte Marketingstrategien untersucht; eine erfahrungswissenschaftliche Analyse der Anwendung solcher Strategien scheint ihrem Interesse jedoch fernzustehen (Wiswede 1976, S. 198).

Dies läßt sich auf das Pharmamarketing übertragen, es verfügt gegenwärtig über keine Reflexionstheorie, um die Ursache dieser Situation wahrzunehmen und aus der Analyse Konsequenzen für eine notwendige Umweltanpassung abzuleiten. Es werden Kaninchen statt Kraniche wahrgenommen.

Was folgt aus der operationsleitenden Orientierung des naturwissenschaftlichen Paradigmas für die Relationierungen des Pharmamarketings?

Neben der Auswirkung auf die Fähigkeit zur Selbstbeobachtung des Systems Pharmamarketing hat das naturwissenschaftlich-pharmakologische Paradigma Auswirkungen auf den Interaktionsbereich des Systems. Es wird eingeschränkt auf den Pharmamarkt und auf die Experten, also auf den Stand der Professionellen, der Ärzte und Apotheker.

Damit hat das herrschende Paradigma Einfluß auch auf die Fremdbeobachtung, die Wahrnehmung und die Kommunikation.

Die Kommunikation verdient in unserem Zusammenhang eine besondere Beachtung.

Kommunikation soll hier als eine dreistellige Einheit (Luhmann 1984, S. 196) aufgefaßt werden, wobei als Glieder dieser Einheit „die Selektion der Information", die „Selektion der Mitteilung" und die „Selektion der Annahme" angesehen werden. In der Kommunikation zwischen personalen/sozialen Systemen wird nun ein bestimmter Sinn „aktualisiert". Bestehen diese Systeme aus Experten, z.B. aus Medizinern und Pharmamarketern, so aktualisieren sie in ihrer Kommunikation *Sinn* auf der Basis des herrschenden naturwissenschaftlich-pharmakologischen Paradigmas, d.h. eine Verständigung kommt zustande, also eine Annahmeselektion − da die gleiche Information von beiden Systemen selektiert wird. Es ist die Sprache der Naturwissenschaft.

Davon ist die Sprache in der therapeutischen Funktion der Medizin im Gespräch zwischen Arzt und Patient zu unterscheiden.

Der Arzt spricht zu einem kranken Menschen, er formuliert nicht allein naturwissenschaftliche Beobachtungen und Schlußfolgerungen (Engelhardt u. Schipperges 1980, S. 95). Dies wäre meiner Meinung nach auch sinnlos, denn der Patient kann dies nicht verstehen. An dieser Stelle ist die Referenz auf das naturwissenschaftlich-pharmakologische Paradigma dysfunktional. Was Experten, Arzt und Pharmamarketing gemeinsam in dieser Situation leisten müssen, besteht in einer Transformation der Botschaften von der Ebene der „Information" auf die Ebene der „Mitteilung", nach dem Motto: Der alte Arzt spricht Latein, der junge Arzt spricht Englisch, und der gute Arzt spricht die Sprache scines Patienten. Dies setzt ein Verlassen und eine Relativierung des herrschenden Paradigmas voraus. Entscidend ist: solange dies nicht gelingt, ist weder die Medizin noch das Pharmamarketing sozial. Damit das Pharmamarketing sozial werden kann, muß es seinen Interaktionsbereich erweitern und sich grundsätzlich mit den Patienten, den Betroffenen relationieren (Weiss u. Wolff 1980, S. 132). Friesewinkel faßt einen anderen Aspekt: Die Verwendung der „Sprache" des Patienten führt zum Sprechen; die Verwendung der „Sprache" des Mediziners führt zur Taubheit des Patienten (Friesewinkel 1983, S. 8). Ich sehe darin eine strategische Aufgabe, denn es reicht nicht aus, den Arzt als alleinige Zielgruppe zu sehen, der dann den Umsatz über die Rezepte erzeugt. Das gesamte Interaktionsgefüge bis hin zum Patienten, den Verwender des Arzneimittels, muß in den Blick kommen. Dies kann nur durch einen Perspektivenwechsel geschehen, der es erlaubt, auch die Kraniche zu sehen. Diesen Perspektivenwechsel möchte ich jetzt auch innerhalb dieser Betrachtung vollziehen: bisher habe ich die Sicht der Professionellen beschrieben, nun möchte ich die Sicht der Betroffenen darstellen.

Die Sicht des Betroffenen

Selbsthilfe wird dem Bereich der nichtprofessionellen Versorgung zugerechnet. Betroffene Personen werden „immer dann aktiv, wenn das professionelle Versorgungssystem Lücken und Mängel aufweist, zum anderen tritt noch die Erkenntnis hinzu, daß man sich als Patient mit den Krankheitsfolgen oft alleine gelassen fühlt (Hembach-Schumacher 1983, S. 112).

Grundsätzlich wird hier eine Defizitthese formuliert, und zwar nicht aus theoretischer Sicht, wie es auch diese Betrachtung bisher getan hat, sondern aus *praktischer* Sicht, aus der Sicht der Betroffenen.

Dieser Tatbestand ist für sich bedeutsam, denn es führt zum praktischen Handeln. Das Copingverhalten verändert sich, die Betroffenen relationieren sich nicht länger nur mit dem professionellen System, sondern auch mit anderen Systemen der Krankheitsbewältigung, was ein Verlassen des professionellen Systems bedeuten kann. Medizin und Pharmamarketing sind gleichermaßen betroffen und gefordert.

Die Entwicklung von Selbsthilfegruppen hat in der Bundesrepublik verschiedene Stadien durchlaufen. Moeller (1986, S. 265 266) unterscheidet eine Anfangszeit (1956–1975), in der sie kaum jemand kannte. Es folgte dann die Phase der Konfrontation zwischen Selbsthilfegruppen und Professionellen (1975–1981). Danach änderte sich die Einstellung gegenüber Selbsthilfegruppen, Zusammenarbeit wird für notwendig gehalten. Heute besteht breite Anerkennung.

Dies gilt auch für die deutsche Ärzteschaft, die die Förderung der Selbsthilfegruppen und die Zusammenarbeit mit ihnen in den „Gesundheits- und sozialpolitischen Vorstellungen der deutschen Ärzteschaft" festschreibt (1986, S. 50).

Die Bundesregierung hat sich ebenfalls zum Thema „Selbsthilfe" geäußert und beurteilt die Entwicklung positiv (Bundestagsdrucksache 1985, S. 78).

Worauf es mir hier ankommt, ist aufzuzeigen, daß von dieser Entwicklung eine Signalwirkung ausgeht, da eine Annahmeselektion der Informationen des professionellen Systems nicht mehr stattfindet, jedenfalls nicht in allen Fällen und unter allen Umständen.

In der Vergangenheit wurde das für das Pharmamarketing auftauchende Problem in dem Sinne behandelt, ob sich Pharmaunternehmen z. B. bei ambulanten Koronargruppen engagieren sollen oder nicht. Dies ist allerdings nur ein Teil der Fragestellung. Zunächst weitaus wichtiger ist die Frage: *Muß das Pharmamarketing diese Entwicklung als die Veränderung des Marktes interpretieren, muß es seine Selbstreferenz, seine operationsleitenden Orientierungen verändern, um marktgerecht zu agieren?*

Entstehung und Entwicklung der Selbsthilfegruppen bedeuten eine Differenzierung der Bewältigungsstrategien und damit eine Erhöhung der Umweltkomplexität.

Damit sind Chancen einer Veränderung für das Pharmamarketing und die Medizin gleichermaßen gegeben. Die Dinge können klar werden, wenn sie sich verändern, indem bei der Gelegenheit des Wandels Aufmerksamkeit aktiviert wird (Weick 1985, S. 190). Die Tatsache der Selbsthilfe – nicht Ausmaß und Umfang – beschreibt die aktuelle Semantik des Pharmamarketings und macht dadurch dem Beobachter klar, wie er sich in der Vergangenheit verhalten hat.

Die Konsequenz ist eindeutig: Das Pharmamarketing muß sich selbst und die operationsleitende Orientierung des naturwissenschaftlich-pharmakologischen Paradigmas differenzieren; es muß seine Vielfalt steigern, um auf die Komplexitätssteigerung der Umwelt zu antworten und um die Fähigkeit zu erhalten bzw. (wieder)herzustellen, sich mit der Umwelt zu relationieren. Eine Neudefinition des Begriffs „Pharmamarketing" ist notwendig.

Neben die Referenz auf die naturwissenschaftliche Erklärung der Krankheit muß die Referenz auf das grundlegende „Sich-Befinden" treten, und damit muß die soziale Dimension des Handelns zum Ausdruck gebracht werden.

So wie ein derartiges komplexes Bild vom Menschen in der Medizin ein Desiderat ist, jedoch eines, das es einzulösen gilt, indem Körperlichkeit, Personalität, Institutionalität und Sozialität (Baier 1985, S. 99) zusammen gewürdigt werden, so ist es dies auch für das Pharmamarketing, denn es ist nach wie vor mit der Medizin verknüpft.

Die Definition des sozialen Pharmamarketings

Pharmamarketing

| Marketing | + | Referenz auf das naturwissenschaftlich-pharmakologische Paradigma | + | Referenz auf das „Sich-Befinden" (soziales Paradigma) |

Insofern kommt es ebenfalls darauf an, die *Evolution in der Medizin* wahrzunehmen, die offenbar darauf hinausläuft, daß sie über die Selbsthilfegruppen „endgültig ihre soziale Dimension entdeckt" hat und bald auch ihre pädagogische wird entdecken müssen, um ihre ästhetische und therapeutische Dimension zu entdecken (Schipperges 1982, S. 64).

Das Pharmamarketing darf nicht nur Märkte beobachten, sondern muß auch über den Blick zurück, über den Prozeß des „going forward in reverse" (Einhorn u. Hogarth 1987, S. 66), über den Sachverhalt, daß jedes Verstehen aus Reflexion und Rückwärtsschau entsteht (Weick 1985, S. 277), die Grundlagen seiner eigenen Verfassung betrachten. Der Patient selbst muß mit all seinen krankheits- und gesundheitsbezogenen und seinen persönlich-psychischen Erwartungen als Steuerungsgröße begriffen und als bedeutsam für das Verhalten des Pharmamarketings anerkannt werden.

Diese Auffassung hat verschiedene Konsequenzen:

1) Es ist nicht mehr so, daß zum Zwecke der Therapie *ausschließlich* Präparate nachgefragt werden.
2) Die Kommunikation zwischen Arzt und Patient ist von größter Wichtigkeit.

Auf beide Aspekte möchte ich im folgenden eingehen.

Der Stellenwert des Arzneimittels innerhalb des sozialen Pharmamarketings

Die Orientierung an der Naturwissenschaft, so habe ich argumentiert, „erschafft" das Arzneimittel.

Parallel dazu zerfällt die „Einheit der Differenz" zwischen Arzt und Patient, das Arzneimittel erhält den Charakter eines Substituts für eine gut funktionierende Beziehung zwischen den Systemen Arzt und Patient. Damit ist die Verwendung des Arzneimittels Ausdruck einer „unsozialen" Beziehung.

Dennoch rezeptiert es der Arzt, dennoch wird es vom Patienten gewünscht. Ongaro Basaglia (1985, S. 112) schreibt dies dem „Waren-Charakter" zu, den das Arzneimittel bekommen hat.

Ongaro Basaglia, aber auch Freidson, konstatieren, daß die Anwendung des Arzneimittels einen (letzten) Konsensbereich in der Interaktion zwischen Arzt und Patient darstellt (Ongaro Basaglia 1985, S. 104; Freidson 1970, S. 106).

Die dieser Aussage unterliegenden Annahmen sind analytisch verschieden. Während Ongaro Basaglia darin eher den Erfolg einer geglückten Gewöhnung des Patienten an eine passive Rolle erkennt, nimmt Freidson eine Konvention an.

Da Marketing immer auch heißt „in Chancen zu denken", möchte ich darstellen, welche Chance sich aus dieser Situation ableiten läßt. Schipperges hebt auf die Entdeckung der pädagogischen Dimension in der Medizin ab; das Pharmamarketing wird ebenfalls diese Dimension entdecken müssen, denn wenn das Arzneimittel jenen Stellenwert zurückgewinnen will, den es einmal hatte, so wird dies nur über den Weg der Verbesserung der Kommunikation zwischen Arzt und Patient möglich sein. An dieser Stelle kann das Pharmamarketing aktiv werden, indem es dazu beiträgt, systematisch das Arzt-Patient-Verhältnis zu verbessern. Hierzu müssen geeignete Marketingmaßnahmen entwickelt werden: Erst dadurch, daß das Pharmamarketing davon absieht, allein ein „Präparatemarketing" zu betreiben, macht es heute „Marketing für Präparate"!

Die hierzu notwendigen Ansätze erfordern eine besondere Art von Lernfähigkeit.

Diese Lernfähigkeit ist durch folgende Fakten gekennzeichnet:

1) Die Selbsthilfebewegung muß – im Sinne eines „Signals" – als relevant für das Pharmamarketing durch die Marketer erkannt werden.
2) Der Interaktionsbereich des Pharmamarketings muß sich über den Markt und die Professionellen hin zum akut- oder chronisch-kranken Patienten erweitern, wobei die Komplexität des Menschenbildes zu berücksichtigen ist.
3) Die notwendigen Kommunikationskonzepte, die nach außen notwendig werden, müssen auch im Inneren einer Pharmamarketingorganisation angewendet werden.
4) Es muß eine Sichtweise entwickelt werden, die die Bedeutung des eigenen Handelns in einen gesellschaftlichen Horizont stellt.

Erst wenn diese Bedingungen erfüllt werden, entsteht soziales Pharmamarketing: Es geht um Kaninchen und Kraniche gleichzeitig. Lernprozesse können im System nur über Kommunikation zustandekommen, ebenso wie kollektive Lernergebnisse. Deshalb möchte ich das Thema „Kommunikation" ein wenig konkretisieren.

Soziales Pharmamarketing als kollektives Lernergebnis durch Kommunikation

Wenn ich bisher davon gesprochen habe, daß die Selbsthilfegruppen eine Bewegung „weg von" den professionellen Systemen bedeuten, so bedeutet dies gleichzeitig ein „Hin zur" Selbsthilfe. Den Mitgliedern erwächst hieraus ein „spezifischer Nutzen", den sie im Kontakt mit dem professionellen System nicht erlangen. Der Nutzen besteht in einer altruistischen Garantie: Ich helfe dem anderen dadurch, daß er sieht, wie ich mir selbst helfe.

„Der narzistische Gewinn in der Gruppe ist gleichzeitig Gruppengewinn, das heißt eine soziale Leistung für andere, weil das Individuum eben auch Gruppenmitglied ist, das heißt, selbst die Gruppe konstituiert" (Moeller 1979, S. 43).

Systemtheoretisch bedeutet dieser Prozeß der Selbstbeobachtung durch Fremdbeobachtung wiederum die Konstitution einer Einheit der Differenz. Das hier zugrunde liegende Kommunikationsprinzip möchte ich mit dem Begriff „Autokommunikation" bezeichnen. Der Begriff Autokommunikation stammt von Lotmann (Broms u. Gahmberg 1983, S. 482–495) und bezeichnet eine Kom-

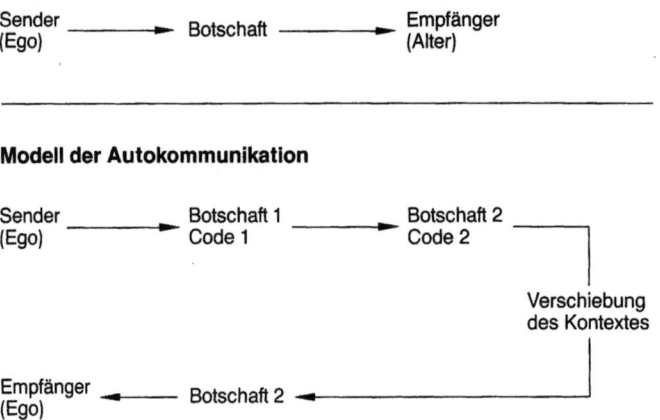

Abb. 2. Modelle von Kommunikation und Autokommunikation (Erläuterungen s. Text)

munikation, bei der im Gegensatz zum herkömmlichen Verständnis der Kommunikation, die mit der Sender-Botschaft-Empfänger-Figur arbeitet, Sender und Empfänger identisch sind (Abb. 2). Bei diesem Vorgang sendet der Sender neben der Botschaft mit Hilfe eines Code 1 an einen anderen Empfänger gleichzeitig eine Botschaft 2 über einen Code 2 an sich selbst. Diese können Elemente der Selbstbestätigung, der Identitätsversicherung in einer sozialen Interaktion oder aber auch Selbstreflexion beinhalten (Neuberger 1985, S. 32). Autokommunikation bedeutet, eine „deskriptive Rekursion aufrechtzuerhalten", die das „Ich" genannt werden kann (Maturana u. Varela 1987, S. 250).

Durch die Anwesenheit eines anderen psychischen Systems konstituiert sich der Sender durch gleichzeitige Autokommunikation. Mir scheint, daß dies der elementare Nutzen für Mitglieder von Selbsthilfegruppen ist.

Diesen Tatbestand kollektiv zu erfassen, heißt für das Pharmamarketing aus der „primary message" (Existenz der Selbsthilfebewegung) eine „secondary message" (Deutsch 1966, S. 200) zu machen, d. h. ein Erkennen der Bedeutung dieser Tatsache für das eigene Verhalten; denn Selbsthilfe bedeutet eine „Perturbation" (Maturana u. Varela 1987, S. 108), also einen Bereich der Interaktionen, die die Zustandsveränderung eines Systems auslösen.

Es geht deswegen darum zu begreifen, daß der Prozeß der Autokommunikation auch innerhalb des Systems „Pharmamarketing" ablaufen muß, denn er ermöglicht eine veränderte, eine erweiterte Selbstreferenz. Sie kommt dadurch zustande, daß über die Unterscheidung, die jedes personale System (jeder Beobachter, also jeder Pharmamarketer) zu machen gezwungen wird, nämlich zwischen Alter und Ego einerseits und innerhalb des eigenen psychischen Systems zwischen Sender und Empfänger einer Botschaft andererseits, Selbstreflexion entsteht.

Die Folge dieses „In-der-Kommunikation-Seins" ist, die soziale Dimension des Pharmamarketings zu erkennen. Hierdurch wird gleichzeitig das naturwissenschaftlich-pharmakologische Paradigma relativiert, weil klar wird, daß ein Pharmamarketer nicht außerhalb der sozialen Umwelt existiert (vgl. Beer, zit. nach Maturana 1985, S. 177). Dies ist eine Botschaft, die gerade durch die Orientierung an der Naturwissenschaft ständig suggeriert wird.

Soziales Pharmamarketing, d. h. die Anpassungsleistung des Systems, beginnt innerhalb der Pharmamarketingorganisation. Es bedeutet vielfältige Relationierung, und erst in diesem Kontext entsteht die Bedeutung des Arzneimittels für Pharmamarketing, Arzt und Patient.

Zusammenfassung

Der Gegenstand der Betrachtung ist das Pharmamarketing mit seinen operationsleitenden Orientierungen.

Die wesentliche operationsleitende Orientierung ist die des „naturwissenschaftlich-pharmakologischen Paradigmas", durch das das Pharmamarketing auch definiert werden kann.

Diese von der Medizin übernommene naturwissenschaftliche Orientierung birgt Defizite in sich: innerhalb der Krankheitsbewältigung v. a. für die Patienten, es grenzt aber auch den Interaktionsbereich des Pharmamarketings ein.

Wenn es auch die Relationierung mit den Professionellen erleichtert, so behindert es die Ausbildung einer Reflexionstheorie und damit die Herstellung wichtiger Beziehungen zu den Patienten.

Die Entstehung der Selbsthilfegruppen wird als Indiz dafür angesehen, daß die Betroffenen nicht mehr ausschließlich die Expertenangebote im Rahmen der Krankheitsbewältigung annehmen und damit auf bestehende Defizite reagieren.

Das Pharmamarketing muß seine Lernfähigkeit entwickeln, indem es erkennt, daß die Tatsache der Existenz von Selbsthilfegruppen ein Signal ist. Es gilt, auf dieses Signal zu reagieren, indem über die Ausbildung einer geeigneten Reflexionstheorie die alleinige Orientierung am naturwissenschaftlich-pharmakologischen Paradigma aufgegeben und durch die Orientierung an einem sozialen Paradigma ergänzt wird.

Dies kann nur gelingen, wenn über das Begreifen der Bedeutung von Selbsthilfe und der in den Gruppen ablaufenden Autokommunikation eine Selbstbeobachtung durch eine Innendifferenzierung des Pharmamarketings möglich wird. Es gilt also zu erkennen, daß es keine „Tatsachen" und Objekte da draußen gibt, die man nur aufzugreifen und in den Kopf hineinzutun habe (Maturana u. Varela 1987, S. 31), sondern, daß – um eine Kernaussage dieser Autoren zu variieren – alles Getane von jemandem getan wird.

Literatur

Baier H (1985) Die „Idee des Menschen" in der Medizin. In: Gross R (Hrsg) Geistige Grundlagen der Medizin. Springer, Berlin Heidelberg New York Tokyo, S 90–111
Broms H, Gahmberg H (1983) Communication to self in organizations and cultures. Administrative Sci Q 28:482–495
Bundesärztekammer (1986) Gesundheits- und Sozialpolitische Vorstellungen der deutschen Ärzteschaft. Deutscher Ärzte Verlag, Köln
Bundestagsdrucksache (1985) 10/3374
Deutsch KW (1966) The nerves of government models of political communication and control. The Free Press, New York
Einhorn H, Hogarth R (1987) Decision making: Going forward in reverse. Harvard Business Rev 1:66–70
Engelhardt D, Schipperges H (1980) Die inneren Verbindungen zwischen Philosophie und Medizin im 20. Jahrhundert. Wissenschaftliche Buchgemeinschaft, Darmstadt
Freidson E (1970) Professional dominance. The social structure of medical care. Aldine, New York
Friesewinkel H (1983) Compliance and Compliance-Störungen aus sprachlicher Sicht. Therapiewoche [Sonderdruck 49] 33:1–8
Friesewinkel H, Kink K (1986) Pharma-Gespräche. Medical Tribune, Wiesbaden
Friesewinkel H, Leisten V (1986) Globales oder nationales Pharmamarketing. Pharm Ind 48/8:910–917
Friesewinkel H, Schneider E (1982) Das Pharmazeutische Marketing II. Pharma-Team-Verlag, Kulmbach
Hembach-Schumacher A (1983) Perspektiven der Selbsthilfebewegung. Med Mensch Gesellschaft 111–116
Hensel H (1978) Was ist naturwissenschaftliche Medizin. In: Steinhausen M (Hrsg) Grenzen der Medizin. Hüthig, Heidelberg, S 21–28
Holscher G, Jetter V (1980) Public affairs, PR fürs Gemeinwohl. Spiegel, Hamburg (Spiegel Verlagsreihe, Bd 5)
Hondrich KR (1975) Menschliche Bedürfnisse und soziale Steuerung. Rowohlt Taschenbuch, Reinbek
Ingersleben S von (1979) Die praktische Bedeutung des Wissenschaftsverständnisses der Pharmakologie. Reimer, Berlin
Kliemt H (1986) Grundzüge der Wissenschaftstheorie. Eine Einführung für Mediziner und Pharmazeuten. Fischer, Stuttgart New York
Koelbing H (1985) Die ärztliche Therapie. Wissenschaftliche Buchgemeinschaft, Darmstadt
Kuhn T (1970) The structure of scientific revolutions. University of Chicago Press, Chicago
Luhmann N (1980) Gesellschaftsstruktur und Semantik. Studie zur Wissenssoziologie der modernen Gesellschaft, Bd 1. Suhrkamp, Frankfurt am Main
Luhmann N (1983) Medizin und Gesellschaftstheorie. Med Mensch Gesellschaft 8:168–175
Luhmann N (1984) Soziale Systeme. Grundriß einer allgemeinen Theorie. Suhrkamp, Frankfurt am Main
Maturana HR (1985) Erkennen: Die Organisation und Verkörperung von Wirklichkeit. Vieweg, Braunschweig Wiesbaden
Maturana HR, Varela FJ (1987) Der Baum der Erkenntnis. Scherz, Bern München Wien
Moeller ML (1979) Das demokratische Arbeitsbündnis in Selbsthilfegruppen. Psychosozial 2:36–66
Moeller ML (1986) Chancen und Grenzen von Selbsthilfegruppen. In: Kleiber D, Rommelspacher B (Hrsg) Die Zukunft des Helfens. Psychologie Verlag, Wien; Beltz, Weinheim, S 264–282
Neuberger O (1985) Im Reden verzaubern wir uns selbst. Psychol Heute November, S 32–35
Ongaro Basaglia F (1985) Gesundheit, Krankheit, Das Elend der Medizin. Fischer, Frankfurt am Main
Rothschuh KE (1976) Die Bedeutung apparativer Hilfsmittel für die Entwicklung der biologischen Wissenschaften im 19. Jahrhundert. In: Treue W, Mauel K (Hrsg) Naturwissen-

schaft, Technik und Wissenschaft im 19. Jahrhundert. Vandenhoek & Ruprecht, Göttingen, S 161–185
Schipperges H (1982) Laienmedizin als Säkularisierung der professionellen Medizin. In: Herder-Dorneich D, Schuller A (Hrsg) Spontanität oder Ordnung. Kohlhammer, Stuttgart, S 46–71
Weick KE (1985) Der Prozeß des Organisierens. Suhrkamp, Frankfurt am Main
Weiss G, Wolff M (1980) Der Beitrag der pharmazeutischen Industrie zum Arzt-Patienten-Verhältnis in der gegenwärtigen gesundheitspolitischen Situation. Arzt und Patient 1/3: 129–133
Wiswede G (1976) Marketing-Soziologie. In: Meyer PW, Herrmans A (Hrsg) Praxisorientiertes Marketing. Kohlhammer, Stuttgart, S 193–211

Diskussionsbeitrag

G. Büchler[1]

Die Forderungen, die Herr Wolff zum Schluß angesprochen hat, sind bei GALENUS MANNHEIM in das Marketingkonzept „Von der Tablette zum Therapiesystem" eingegangen. Ausgehend von der Befassung mit der Arzt-Patienten-Beziehung und der Erkenntnis, daß das Arzneimittel allein bei chronischen Erkrankungen sehr häufig an seine Grenzen stößt, haben wir vor rund 10 Jahren ein Projekt „Medikamenten- und Patientenforschung" begonnen, dessen Ziel es ist, die Tablette, das Arzneimittel einzubetten in ein Therapiesystem. Zum Arzneimittel (Hardware) werden weitere Bausteine (Software) hinzugefügt, die den therapeutischen Erfolg des in das Therapiesystem eingebetteten Arzneimittels erweitern. Dieses synergistische Konzept führt dazu, daß in 15–20% der Fälle die Patienten in der Lage sind, mit weniger Arzneimitteln auszukommen. Dies gilt ganz speziell für unser Therapiesystem „Hypertonie im Gespräch" („Hypertonie und Übergewicht" und „Hypertonie und Streß"). Beide Gruppenprogramme – das Programm für die Behandlung von übergewichtigen Hypertonikern und das Programm für streßbetonte normalgewichtige Hypertoniker – wurden wie ein Medikament in mehreren „Phasen der klinischen Prüfung" in Form eines Kooperationsmodells zusammen mit Prof. Basler in Marburg und Prof. Haehn in Hannover sowie deren Mitarbeitern entwickelt. Die Programme werden in rund 600 Praxen in der BRD eingesetzt. Voraussetzung für den erfolgreichen Einsatz solcher Konzepte sind entsprechend weitergebildete Pharmaberater und im Umgang mit Gruppen geschulte Ärzte bzw. in der Praxis langjährig tätige Arzthelferinnen.

---

[1] GALENUS MANNHEIM GmbH, Sandhofer Straße 116, 6800 Mannheim 31

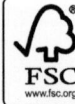

MIX
Papier aus verantwortungsvollen Quellen
Paper from responsible sources
FSC® C105338

If you have any concerns about our products,
you can contact us on
ProductSafety@springernature.com

In case Publisher is established outside the EU,
the EU authorized representative is:
**Springer Nature Customer Service Center GmbH
Europaplatz 3, 69115 Heidelberg, Germany**

Printed by Libri Plureos GmbH
in Hamburg, Germany